寢ころんで読む傷寒論・温熱論

# 一本書入門《傷寒論》《溫熱論》兩大經典

日本內科學會認定綜合內科專科醫師・醫學博士
入江祥史 著
簡毓棻 譯

## 前言

現在在日本，無論去到哪間診所或醫院，都能稀鬆平常地拿到醫師開的漢方藥※，只有極少數醫師沒有將漢方藥放入處方中。現在正是漢方（中醫）受到重視的時代。

但是，我認為會開立漢方藥處方並不等於懂得漢方治療，意思是，在日本開立漢方藥處方，充其量只需要具備醫師執照即可，但醫師對病人實行漢方治療時，必須要具備漢方醫學的理論基礎與技術，也就是說，漢方治療需要更深一層的漢方醫學知識基礎。

我們常聽人說：「漢方醫學的學習是始於《傷寒論》，終於《傷寒論》。」我想，就算是不清楚《傷寒論》的內容，大多數人也都聽過「傷寒論」這三個字。所謂的「傷寒」是指急性發熱性疾病，而《傷寒論》正是治療這一類疾病的專書。然而，正確來說，這麼說只對了一半，而且這樣的說法同時也讓日本的漢方醫學有著同樣的缺點。因為事實上，《傷寒論》只能治療目前一半的急性發熱性疾病而已。

另外缺少的一半則需要由後世的「溫病學」來補足。那麼，「傷寒」與「溫病」究竟有什麼不同？簡略一點來說，「傷寒」是急性感染症的總稱，指疾病感染初期伴隨惡寒症狀，隨後身體會發

※註：日本醫師會兼修漢方藥學，故一般醫院都可開西藥與漢方藥，與台灣有嚴格區分不同。

熱；而「溫病」則是指會發熱的急性感染症總稱，疾病感染初期並不會伴隨惡寒症狀。

不同於日本，在漢方醫學發源地的中國則是將「傷寒」加上「溫病」才算是所謂的急性感染症。從現代醫學來看，所謂的感染症初期也是分為會伴隨惡寒症狀與不會出現惡寒症狀兩種。因此，如果單從病人有無出現惡寒症狀來判斷其是否為急性感染症是有缺失的。這也是在《傷寒論》之外，人們還需要理解「溫病學」的原因所在。

綜上所述，為了讓讀者們更加理解漢方的急性感染症，並且能在臨床上活用這兩套理論，我將嘗試在此書中為各位解說傷寒論與溫病學。

作者

# 目錄

## 第1部 《傷寒論》


初遇《傷寒論》——從筆者的體驗說起……7
何謂《傷寒論》(1)……8
何謂《傷寒論》(2)……10
各種版本的《傷寒論》——各版本的問題……11
《傷寒論》的共通認識……13
《傷寒論》全文……15
何謂六經辯證？何謂六病位？有何差異？……16
陽明先，還是少陽先？何謂半表半裏？……23
醫生枕邊只有一本《傷寒論》是否足夠？……24
**《傷寒論》 逐條解說**……25
**太陽病**（第1條～第43條）……27
**陽明病**（第44條～第47條）……27
**少陽病**（第48條）……160


……170

太陰病（第49條～第50條）…… 175
少陰病（第51條～第62條）…… 180
厥陰病（第63條～第65條）…… 200
《傷寒論》的最後補充 …… 206

第2部—《金匱要略》 …… 207

第3部—溫病學 …… 215
再論陰陽 …… 216
何謂溫病 …… 217
溫病學的歷史 …… 219
葉天士《溫熱論》（第1條～第37條）…… 221
《溫熱論》的最後補充 …… 313

後記 …… 315
索引 …… 320

本書是將《漢方研究》（月刊漢方研究 發行）二〇一四年九月號到二〇一六年七月號所連載的兩個專欄「躺著讀《傷寒論》」與「躺著讀《溫熱論》」加以補充修正後編輯而成。

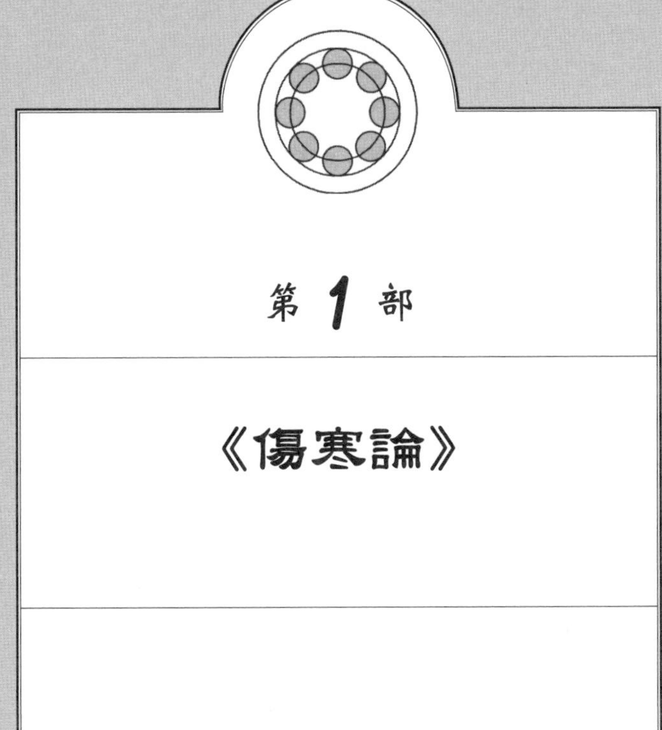

# 第 1 部

# 《傷寒論》

## 初遇《傷寒論》——從筆者的體驗說起

當我還是醫學院學生，曾修過一堂內科醫學的肝炎課，某一天，老師在黑板上書寫各種治療用藥名單時，除了Interferon（干擾素）、glycyrrhizin（甘草素），還寫了「小柴胡湯」，我對這四個字感到驚訝不已：「什麼？小柴胡湯？」

於是我舉手發問。

「老師，那四個中文字是什麼？」

「這個『小柴胡湯』嗎？是漢方藥喔。你不知道嗎？」

「嗯……漢方藥？是什麼？我沒聽過。老師剛剛明明還在談HCV（C型肝炎病毒）的genome（基因組）呀。為什麼要突然提到落伍的藥呢？而且，為什麼其他同學都沒有問題呢？難道大家都知道嗎？莫非知道這些是常識嗎？」

最後這段疑問，我始終沒有說出口。但可以確定的是，我在之後就讀醫學院的生涯中，完全沒有再接觸到漢方醫學，當然，那次的經驗是絕無僅有的。對於需要記憶大量知識的醫學院學生來說，實在沒理由要知道「小柴胡湯」這個在《傷寒論》中非常知名的處方。直到數年後，我逐漸深入漢方醫學世界中，才想起當年與「小柴胡湯」的邂逅是多不可思議。然而，我對漢方藥處方並沒有很陌生，因為我自幼就熟悉另一個漢方藥處方「葛根湯」，只不過，印象中充其量只是一種「感冒時，大人會強迫我喝下的味道濃烈的難喝藥水」。

我成為醫師多年後，突然想研讀漢方醫學，其時我知道，如果想學漢方醫學，就一定要讀《傷寒論》，否則只會對漢方醫學一知半解。我去書店買回了大塚敬節老師的《傷寒論解說》，閱讀時看到了「桂枝湯」，這讓我驚訝不已。

「咦？《傷寒論》應該是漢方醫學的基本書籍吧。為什麼一開頭就是用了五種生藥的桂枝湯呢？通常應該是要從一種生藥開始的吧！或者應該要從常用的葛根湯開始吧！難道不是嗎？」

於是我繼續大略翻看了一下書，發現桂枝湯之後出現的還是桂枝湯，又是桂枝湯。就算是桂枝湯稍微變形了一下，變成桂枝加葛根湯，也還是桂枝湯。然後出現了桂枝去芍藥湯、桂枝加附子湯等，結果全都是桂枝某某湯。處方的構成生藥是桂枝、桂枝、桂枝！通通都是桂枝！要不然就都是甘草、生薑。想必古時候「桂」這個字的活字印刷鉛字經常耗損。我再繼續往下翻，發現要不都是大承氣湯就是小柴胡湯。再翻下去，果然又出現了桂枝湯、桂枝湯、桂枝湯！而且每一個處方看起來都非常類似。再仔細一看，這些處方大抵是由桂枝、甘草、生薑、大棗、芍藥、茯苓等構成，只不過是從中挑選再加以組合而成。而且每一種生藥分量上都有些微差異，但對我來說，就想直接斷定《傷寒論》根本是一本桂枝湯專書呀。

說了這麼多，這些就是我第一次看到《傷寒論》的感想。現在想想，當年的想法雖不中亦不遠矣啊。只是那時，好不容易買到手的《傷寒論》卻變成了桂枝湯專論，結果就這麼被我束之高閣。

## 何謂《傷寒論》(1)

西點中有一種甜點名為磅蛋糕，據說這個蛋糕的組成材料——麵粉、砂糖、雞蛋、奶油都是一磅，故因此得名，做法簡單卻是西點根基。瑪德蓮、費南雪、年輪蛋糕都是用相似的材料做成。其中麵粉、砂糖、雞蛋、奶油是共通的材料。說得極端些，就是後面發展出來的甜點都是磅蛋糕的變形產物。而所有糕點師傅入門時，都必須從熟悉這些少數材料的特性開始修習技藝，然後持續耗費時間製作磅蛋糕，直到滲入骨髓為止。接著才開始嘗試加入極少量的其他材料，做些微的改變，如此一步步緩慢地拓展多樣的西點世界（以上是我的主觀猜想）。

順帶一提，我出身長崎，最愛的當然是長崎名產蜂蜜蛋糕，這蛋糕的材料也少不了麵粉、雞蛋跟砂糖，與磅蛋糕基本材料唯一不同的，是用水麥芽代替了奶油，雖然如此，無論是配方還是材料混合的方法、烘焙方法等都有其訣竅，因此，即使同樣是蜂蜜蛋糕，各家的風味都不一樣。就算閉著眼吃，也一下就能分辨出是F店家還是B店家的產品。不相信可以讓我為你們試吃看看。

說了這麼多，我想要表達的是，從雞蛋、麵粉跟砂糖的使用方式，以及好好用身體記住磅蛋糕的製作方法，然後再試著挑戰不同變化做出各種風味甜點的過程，正是《傷寒論》這本書也擁有的特點。

「桂枝、甘草、生薑、大棗、芍藥、茯苓等這些生藥是這般這般，桂枝湯、桂枝某某湯則是那般那般。想學習《傷寒論》的人，現在不需要思考它們究竟有什麼意義，只要專注學習，熟悉使用就好。」對，我正是說《傷寒論》也可以用這樣的方式來學習。

有人可能會擔心：「可是這樣，萬一《傷寒論》初學者（作者註：本書的目標讀者群是初學者，因此如果你具備了中級以上程度，請不要閱讀本書）搞錯了就不得了了！」而急著來糾正我，但我要說的是，《傷寒論》並不是一本製作處方的配方書，而是一本方法書，告訴我們如何運用重要處方。這也是一本在診斷傷寒病患時的症狀學與治療方法書。書中記載了處方的構成生藥與煎煮法，在還沒有藥局或是製藥公司的時代，醫師幫病人治病時，會親手製作處方給病人服用或使用，因此，如果《傷寒論》中少了配方，就什麼都不是。

最後請容我再叨念一下，漢方醫學中所謂的「處方」並不是「某醫師某月某日開了葛根湯七・五克、小柴胡湯七・五克」的處方，而是葛根湯或是小柴胡湯本身。要說這些是漢方藥名也可以，有時也稱為「方劑」。古時候，醫師會混合各種生藥做成漢方藥處方，現代人則多半吃濃縮科學中藥製劑。日本的濃縮科學中藥製劑都是包裝成一小包一小包的小巧模樣，使初次接觸的人總會露出「這怎麼可能治病」的困惑神情，實在令人覺得惋惜。

## 何謂《傷寒論》(2)

以下，我將為初學者補充一些《傷寒論》的相關資料。

我想要各位先知道，至今我們仍無法斷言《傷寒論》這本書是在約西元二百年時，由後漢的張仲景所寫成。原因在於：①有不少說法顯示《傷寒論》是由張仲景（張機）所編纂而成；②但是否真有張仲景這個人仍是個疑問；最重要的是③目前並沒有「這本就是《傷寒論》」的決定性版本。我想，①②對於讀者來說，並不造成問題，但是，一般人聽到③的說法不免心想：「這是怎麼回事？難道《傷寒論》有很多種版本？」

要知道，在寫作《傷寒論》時的時代，紙張非常珍貴。因此，原始版本有可能是刻在木簡（狹長木片）上，而且保存相當困難。目前已知的是，在中國西晉時，曾短暫存在過由王叔和加以編修過的版本，當時，正值戰亂時期（現在世界的某處也正處在戰火中），原始版本因此不知去向，極有可能遭戰火燒毀了。我真心希望《傷寒論》能逃過戰火摧殘的命運，有一天能讓世人看見。只不過，我想，當年人們在戰亂中一定無暇顧及這本重要經典，否則我們現在應該就能見到它。我不禁幻想，如果有一天在世界的某處發現了它，該多麼有意思啊！

既然如此，那麼，現在人們稱為《傷寒論》的又是什麼呢？

即使原始版本已經佚失，如果《傷寒論》是一本真真正正能帶給人們影響的書，人們應該會以各種不同形式設法把它留存下來，可能是以抄寫的方式，也可能是以背誦的方式，來讓後世人們有機會接觸到它。幸運地，現今《傷寒論》確實有各種版本，如果想要一窺《傷寒論》的內容，一點也不難。

在西元一〇六〇年左右，《傷寒論》再度出現在歷史上。當時由北宋校正醫書局的林億與孫奇兩人將《傷寒論》的原始版本或是存留的片段或傳抄書物，再加以編纂成書，也就是現在稱為宋本《傷寒論》的版本。雖然實際上，宋本《傷寒論》現在也已經亡失，在北宋之後，明朝的趙開美於西元一六〇〇年時，以復刻宋本《傷寒論》的方式做出另一個版本，而這個版本稱為「趙開美本」。此時的版本是以紙張印刷的方式大量出版，據說發行數量頗多。順帶一提，一開始我誤以為是「趙開・美本」，還因此成為了骨董控。

## 各種版本的《傷寒論》——各版本的問題

然而，「宋本」也就是「趙開美本」的內容與原始《傷寒論》有極大的差異。相關研究學者認為，宋本《傷寒論》是為了符合宋朝的時代需求所改寫而成。但是，在日本流通的並不是這個版本。

另外，金朝成無己寫有《注解傷寒論》。因為書名有「注解」兩字，所以確定是一本注解本。根據研究學者研究指出，成無己刪除掉了一些《傷寒論》原始版本上的重要記載。也就是說，研究學者之間出現批判，認為這個版本與原始版本相差甚多。雖然從歷史面來看，「注解」版本比「趙開美本」要來得古老，但是在日本漢方醫學蓬勃發展的江戶時代，多數漢方醫師是以「注解」版本為學習用書。

現今，《傷寒論》仍有其他兩個版本——「康平本」跟「康治本」。其中，有研究學者認為，

「康治本」與原始版本較相近，但是也有其他學者提出抨擊，認為這是一本仿冒書籍。關於《傷寒論》，至今仍有許多人在持續撰寫注釋本。

因為上述種種原因，日本的漢方醫師之間也並沒有「就這一本莫屬」的版本。正因為沒有原始版本的《傷寒論》，因此就算是有人主張，「某一種版本才是最接近原始版本」，依舊是眾說紛紜。然而，無論是哪一種版本（某些版本除外），就整本書的大綱來說都相去不遠。甚至讀某些版本（當然是古文）就能大致掌握《傷寒論》的全貌。我還是醫學院學生時，「讀原文書」可是帥到不行的行為。明明可以不這樣做，我卻非要買已經有翻譯版本的原文書，然後耗時費日地閱讀，最後再花一筆錢買翻譯版本來讀，真是蠢到極點。好，回到《傷寒論》來說，總之，就是只要能理解內容就好，即使不是古文版，也可以找到許多翻譯的版本。當然也不乏有學習者開宗名義地主張只要讀解說版本就好。

我認為，閱讀古典文學時，重要的是逐字逐句地細讀。話雖這麼說，我卻又要推翻自己說的。就《傷寒論》來說，據說宋本《傷寒論》有不少錯誤字句、印刷上的誤植、許多段落相似又重複、說法前後不統一等，即使是北宋校正醫書局的版本，也有大致相同的狀況。除此之外，負責抄寫的人對於某些部分很不負責地將錯就錯，隨意交由後人評斷。如果某些明顯錯誤是刻意造成，並且給予了新的解釋，那麼離真正的《傷寒論》就遠了。我自己並不清楚所謂真正版本的《傷寒論》是什麼，但是我猜想，本書的讀者到目前為止，應該幾乎都只接受過現代西洋醫學的洗禮，未來認真想靠漢方醫學維生的人應該是少之又少，所以，我覺得大家就讀解說版本也可以。

就《傷寒論》的內容多寡來看，如果只看字數，較多的「宋本」也沒那麼多。本文有三九八條條文，文字數每條從十幾字到數十字左右。跟《哈里遜內科學》（*Harrison's Principles of Internal Medicine*）來比，實在少太多。因此，我可以理解各位想要字斟句酌的心情，但我還是要提醒各位，讀《傷寒論》時，如果太過拘泥於字句、細節，有可能會遺漏了重要的訊息。即使我不建議過於概略地理解《傷寒論》，但也不要太過斟酌。

## 《傷寒論》的共通認識

前言說得太長，或許已經澆熄了各位閱讀《傷寒論》的熱情。

然而，即使《傷寒論》這本書本身有這麼多曲折，大體上各版本仍是一致的，這一點請各位安心。即，若從正面意義來看《傷寒論》，是一塊新大陸的輪廓，只要能理解它的整體概要，對於初學者來說，已經非常足夠。大致上是以下這十一項：

①《傷寒論》是指記述了關於傷寒，也就是現在醫學用語的急性發熱性感染症的診療方式。
②傷寒分為六個階段，分別是太陽病、陽明病、少陽病、太陰病、少陰病、厥陰病。
③太陽病是指，病人有頭痛、發熱等症狀，還伴隨惡寒的狀態。
④陽明病是指，病人的大便阻塞在消化管內的狀態。

⑤少陽病是指，病人有口苦、口渴、頭暈等狀態。

⑥太陰病是指，病人有腹脹嘔吐、吃不下飯、嚴重下痢以及腹痛的狀態。

⑦少陰病是指，病人意識不清，老想躺著不動的狀態。

⑧厥陰病是指，喉嚨非常渴，氣逆上胸，有煩熱感，吃得很少也沒有食慾，或是即使吃下也立刻吐出來，以及下痢不止的狀態。

⑨這六個階段是指病氣變化時的狀態，雖然層次大致上是如此，但是疾病症狀不一定總是從太陽病開始，有時有可能是從其他階段開始。

⑩由上可知，《傷寒論》是學習以漢方醫學來治療傷寒時的必備讀物。

⑪《傷寒論》並不單只是傷寒手冊，能應用的範圍很廣，是漢方治療基礎中的基礎。

當然，上述十一項並不一定是熟悉《傷寒論》的人共通認識，也許有人並不認同。但是，由於我著作的這本小書並不以漢方醫學專業為目標，而是給那些以「給我解讀版就好，只要治得好急症就好」的一般醫師、藥劑師等，以及給完全是門外漢的讀者看，如有不周，請大家多多見諒。

我想，治不好疾病的《傷寒論》是絕對不會有人想要學習的。

## 《傷寒論》全文

接下來，我們要開始來看《傷寒論》的具體內容，而我們馬上會面臨的問題就是：「究竟要讀哪個版本」。就像我前面所解釋的，《傷寒論》有許多版本。在此，我想跟各位一起讀我認為最適合的「康治本《傷寒論》」。原因很多，包括是最接近原始版本的版本，以及是內容最濃縮的版本，但主要原因是康治本《傷寒論》最短。以下讓我們一起來看看內容吧！

1. 太陽之為病脈浮頭項強痛而惡寒
2. 太陽病發熱汗出惡風脈緩者名為中風
3. 太陽病或已發熱或未發熱必惡寒體痛嘔逆脈陰陽俱緊者名曰傷寒
4. 太陽中風陽浮而陰弱陽浮者熱自發陰弱者汗自出嗇嗇惡寒，淅淅惡風翕翕發熱鼻鳴乾嘔者桂枝湯主之
5. 太陽病頭痛發熱汗出惡風者桂枝湯主之
6. 太陽病項背強几几反汗出惡風者桂枝加葛根湯主之
7. 太陽病發汗遂漏不止其人惡風小便難四肢微急難以屈伸者桂枝加附子湯主之
8. 太陽病下之後脈促胸滿者桂枝去芍藥湯主之
9. 服桂枝湯或下之後仍頭項強痛翕翕發熱無汗心下滿微痛小便不利者桂枝去桂加白朮茯苓湯主之
10. 服桂枝湯不汗出後大煩渴不解脈洪大者白虎加人參湯主之
11. 傷寒脈浮自汗出小便數心煩微惡寒腳攣急反服桂枝湯得之便厥咽中乾煩躁吐逆者與甘草乾薑湯以

復其陽若厥愈者與芍藥甘草湯以其腳伸若胃氣不和譫語者與調胃承氣湯若重發汗者四逆湯主之

12. 太陽病項背強几几無汗惡風者葛根湯主之

13. 太陽與陽明合病者必自下利葛根湯主之

14. 太陽與陽明合病不下利但嘔者葛根加半夏湯主之

15. 太陽病頭痛發熱身疼腰痛骨節疼痛惡風無汗而喘者麻黃湯主之

16. 太陽中風脈浮緊發熱惡寒身疼痛不汗出而煩躁者青龍湯主之

17. 傷寒脈浮緩身不疼但重乍有輕時無少陰證者青龍湯發之

18. 發汗若下之後晝日煩躁不得眠夜而安靜不嘔不渴脈沉微身無大熱者乾薑附子湯主之

19. 發汗後汗出而喘無大熱者麻黃甘草杏仁石膏湯主之

20. 發汗後臍下悸欲作奔豚者茯苓桂枝甘草大棗湯主之

21. 發汗若下之後心下逆滿氣上衝胸起則頭眩者茯苓桂枝甘草白朮湯主之

22. 發汗若下之後煩躁者茯苓四逆湯主之

23. 發汗若下之後反惡寒者虛也芍藥甘草附子湯主之但熱者實也與調胃承氣湯

24. 發汗若下之後虛煩不得眠若實劇者必反復顛倒心中懊憹梔子豉湯主之若少氣者梔子甘草豉湯主之若嘔者梔子生薑豉湯主之

25. 太陽病發汗汗出後其人仍發熱心下悸頭眩身　動振振欲擗地脈沉緊者真武湯主之

26. 傷寒中風往來寒熱胸脇苦滿嘿嘿不欲飲食心煩喜嘔或胸中煩而不嘔或渴或腹中痛或脇下痞鞕或心下悸小便不利或不渴身有微熱或咳者小柴胡湯主之

27. 傷寒身熱惡風頸項強脇下滿手足溫而渴者小柴胡湯主之

28. 傷寒陽脈濇陰脈弦法當腹中急痛先與建中湯不愈者小柴胡湯主之

29. 傷寒心中悸而煩者建中湯主之

30. 太陽病反二三下之後嘔不止心下急鬱鬱微煩者大柴胡湯主之

31. 太陽病熱結膀胱其人如狂血自下下者愈但少腹急結者與桃仁承氣湯

32. 傷寒結胸熱實脈沉緊心下痛按之石硬者陷胸湯主之

33. 太陽病發汗而復下之後舌上燥渴日晡所有潮熱從心下至小腹鞕滿痛不可近者陷胸湯主之

34. 傷寒發汗而復下之後胸脇苦滿微結小便不利渴而不嘔但頭汗出往來寒熱心煩者柴胡桂枝乾薑湯主之

35. 太陽病發汗而復下之後心下滿鞕痛者結胸但滿而不痛者為痞半夏瀉心湯主之

36. 太陽中風下利嘔逆發作有時頭痛心下痞鞕滿引脇下痛乾嘔短氣汗出不惡寒者表解裏未和也十棗湯主之

37. 傷寒汗出解之後胃中不和心下痞鞕乾噫食臭脇下有水氣腹中雷鳴下利者生薑瀉心湯主之

38. 傷寒中風反二三下之後其人下利日數十行穀不化腹中雷鳴心下痞鞕滿乾嘔心煩不得安者甘草瀉心

湯主之

39.傷寒胸中有熱胃中有邪氣腹中痛欲嘔吐者黃連湯主之

40.太陽與少陽合病自下利者黃芩湯主之若嘔者黃芩加半夏生薑湯主之

41.傷寒脈浮滑表有熱裏有寒者白虎湯主之

42.傷寒下後不解熱結在裏表裏俱熱時時惡風大渴舌上乾燥而煩欲飲水數升者白虎加人參湯主之

43.傷寒無大熱口燥渴心煩背微惡寒者白虎加人參湯主之

44.陽明之為病胃實也

45.陽明病發熱汗出譫語者大承氣湯主之

46.陽明病發熱但頭汗出渴小便不利者身必發黃茵陳蒿湯主之

47.三陽合病腹滿身重難以轉側口不仁面垢遺尿發汗譫語下之額上生汗手足逆冷若自汗出者白虎湯主之

48.少陽之為病口苦咽乾目眩也

49.太陰之為病腹滿而吐自利也

50.太陰病腹滿而吐食不下自利益甚時腹自痛者桂枝加芍藥湯主之大實痛者桂枝加芍藥大黃湯主之

51.少陰之為病脈微細但欲寐也

52.少陰病心中煩不得眠者黃連阿膠湯主之

53.少陰病口中和其背惡寒者附子湯主之

54.少陰病身體痛手足寒骨節痛脈沉者附子湯主之

55.少陰病下利便膿血者桃花湯主之

56.少陰病吐利手足逆冷煩躁欲死者吳茱萸湯主之

57.少陰病咽痛者甘草湯主之

58.少陰病下利者白通湯主之

59.少陰病腹痛小便不利四肢沉重疼痛自下利或咳或小便利或不下利嘔者真武湯主之

60.少陰病下利清穀裏寒外熱手足厥逆脈微欲絕身反不惡寒其人面色赤或腹痛或乾嘔或咽痛或利止脈不出者通脈四逆湯主之

61.少陰病下利咳而嘔渴心煩不得眠者豬苓湯主之

62.少陰病脈沉者宜四逆湯

63.厥陰之為病消渴氣上撞心心中疼熱饑而不欲食食則吐下之利不止

64.發汗若下之後煩熱胸中窒者梔子豉湯主之

65.傷寒脈滑厥者裏有熱白虎湯主之

以上就是全文。在這些條文中另外還附上了各個處方的生藥配方。

「咦，就只有這些而已嗎？」先不論各位有沒有這樣懷疑。總之，總字數約兩千字。所以，看到這些分量，想必各位會立刻想要躍躍欲試了吧（雖然都是古文……）。我想，就算是每天像抄經一般地抄一遍，久而久之也會記得不少。

我之所以會把所有康治本《傷寒論》的條文都羅列在此，並不是想要充版面。而是想要各位先遠眺敵方，讓各位確實掌握敵方全數軍隊的樣貌，然後再逐漸逼近，各個擊破。

這本書，我打算以康治本《傷寒論》為基礎，解說時，再放進來一些宋本《傷寒論》的內容，以現今醫療現場立即可用的方式進行解說。我會把古文翻成白話文，有的地方看來可能會有點怪，但摒除掉想要成為《傷寒論》研究家的特殊族群，如果是一般現代醫學的臨床醫師，這本書已經含括了足以開立科學中藥時所需要的必備知識。總之，這本書很足以讓想要理解《傷寒論》的人完整學習。

順帶一提，趙開美本《傷寒論》的分量是康治本《傷寒論》的六倍，光是條文就有三九八條。我手邊的這一本《傷寒雜病論》光是《傷寒論》的部分就有兩百頁之多。

對了，我差點忘了說，《傷寒雜病論》的後半部就是《金匱要略》。歷史上，《傷寒論》跟《金匱要略》有時候是一起的，有時候是分開的，但兩者都是張仲景所編著。《金匱要略》是八味地黃丸跟當歸芍藥散等的原始出處，但是本書將重點放在《傷寒論》。以初學者來說，這樣已經非常足夠。目前為止，專家們對於究竟什麼是「雜病」仍爭論不休，但是無論如何，在臨床使用上，沒有任何影響，所以在此不談論。

## 何謂六經辯證？何謂六病位？有何差異？

希望各位閱讀《傷寒論》全文時，可以掌握到《傷寒論》中分有太陽病、陽明病、少陽病、太陰病、少陰病、厥陰病等六種。其中條文數量占絕大多數的是太陽病。以量來看，接著的是少陰病，當然可能也是因為少陰病很重要。事實上，傷寒不見得只以太陽病→陽明病→少陽病→太陰病→少陰病→厥陰病的順序發病，現實中，常是一下子就從少陰病開始，而且以尚未出現抗菌藥物的那個時代來說，少陰病有時候相當難醫治，所以條文才會僅次於太陽病。另一方面，少陽病看起來只有少少的一行，是否遭到輕視了呢？事實不然，只要依序讀下去就會理解。

那麼，之所以將傷寒分為六種，有一說是：

①單純只是分為六個階段

但也有人認為不是，而是：

②六種是與針灸或艾灸時的必須經絡相連接，也就是與太陽膀胱經、太陽小腸經、陽明胃經、陽明

大腸經、少陽膽經、少陽三焦經、太陰肺經、太陰脾經、少陰心經、少陰腎經、厥陰肝經、厥陰心包經等有密切關係。

其中，①是屬於「六病位」的思考，主要是日本漢方醫學在使用；而②則屬於「六經辯證」的思考，主要是學習中醫者在使用。而②比①更加複雜。②裡的十二「經」出處是出現在《傷寒論》之前的《黃帝內經》中，這是一本很重要的典籍，類似日本東洋醫學的生理學書籍。而且在《傷寒論》的序文中曾提到，「本書參考自《黃帝內經》」，這樣一來，還是要採用②的觀念比較妥當。但是，似乎有人會說：「哪種都行，快開始教我們《傷寒論》。」總之，只要能理解《傷寒論》就行，若是這樣，本書就採用①來說明。

## 陽明先，還是少陽先？何謂半表半裏？

閱讀本書之前，已經藉由其他解說書學習過《傷寒論》的讀者可能已經發現，坊間分別有書籍把疾病的登場順序分為以下兩種：

A.太陽病→陽明病→少陽病→太陰病……

以及

B.太陽病→少陽病→陽明病→太陰病……

無論是原始版本的康治本還是趙開美本都是以A為基礎，但是有些《傷寒論》解說書會用B的說法解釋疾病的登場順序。各位是否感覺到很奇怪呢？

之所以會這樣，應該跟人們對少陽（或是少陽病）的看法有關，關於這一點，我想等到真正談及少陽病的條文時再來一起討論，在此先不多說。

## 醫生枕邊只有一本《傷寒論》是否足夠？

我最早讀《傷寒論》時是站在電車裡，一手拿書一手拉手把慢慢讀起。那時候我拿的版本大小是12.8×18.2公分，我覺得尺寸剛剛好，但是沒有包書套，就這樣每天讀著，很快地，書封上的字跡就被磨得看不清楚，別人也看不懂我讀的到底是什麼書。有時我也會躺在床上讀，但大多數時候都讀不進腦袋裡。據說古時候的偉人曾經說過：「醫生只要有一本《傷寒論》當作枕頭來睡就很足夠。」但是對我來說，《傷寒論》是一本又硬又薄的書，無法當枕頭用，卻成了我最佳安眠藥。

我就這樣每天閱讀《傷寒論》，讀著讀著，我發現了一件事，那就是如果某天突然發現自己多讀懂了一些，肯定是我那天比較放鬆，而且是趴著讀，沒錯就是趴著讀。我發現自己如果是伏案認真讀，絕對什麼也讀不懂。

接下來，我總算要來逐條帶著各位解讀，請各位也放鬆閱讀，在床上滾來滾去或是以最放鬆的姿勢來閱讀本書即可。

**參考文獻**

①戸上重較（校）。《康治本傷寒論標註》，京都：著屋宗八；一八五七。
②長沢元夫。《新版　康治本傷寒論の研究》。東京：健友館；一九九二。
③神　靖衛、越智秀一、長沢元夫。《康治本傷寒論要略》。東京：TANIGUCHI 書店；二〇〇六。
④日本漢方協會學術部編。《傷寒雜病論「傷寒論」「金匱要略」》（三訂版）。千葉：東洋學術出版社；二〇〇〇。

# 《傷寒論》逐條解說

## 太陽病

**第1條　太陽之為病，脈浮，頭項強痛而惡寒。**

（註：原文裡沒有標點符號，這理的標點符號是筆者擅自加入的。）

如前面與大家說好的，從這一頁開始，要跟大家一起讀康治本《傷寒論》。全書只有65條。

（意譯：這裡也是由筆者獨斷翻譯）

第1條　病人的太陽經一旦生病，手腕橈骨動脈的脈象，只要輕輕碰觸皮表就能感覺到脈搏的跳動是浮出的。病人會抱怨頭痛以及後頸部肌肉緊繃，而且還會有惡寒症狀。

我的翻譯有點解釋過頭。對於漢方醫學或是中醫學的初學者來說，就算是看我的翻譯也還是會覺得太難，但是別擔心，看著看著就會習慣的。

## 太陽之為病

條文一開頭就是「太陽之為病」，任何人都會大吃一驚。但是仔細一看，既然《傷寒論》是這麼開頭的，應該不難理解這不是作者獨創的說法，而是「這根本就是常識呀」。對古代的中國人來說，他們看到這個條文會知道「這是關於太陽病的事」，而且再尋常不過。

當時，也就是西元二〇〇年左右，醫療應該已經達到某種層次的水準，身體檢查與疾病相關領域也累積了許多經驗數據。當然，《傷寒論》並非突然憑空出現的，在《傷寒論》之前也曾有類似的典籍，然後才出現《傷寒論》，在它之後當然也出現了各種典籍。在趙開美本的《傷寒論》序文中，張仲景寫到自己是參考了許多典籍才彙整出了《傷寒論》。《傷寒論》並不是中國歷史上第一本醫學書，如果以火車鐵軌來譬喻中國醫學歷史，《傷寒論》就相當於某個停車大站的規模。

那麼，說回「太陽之為病」，我想各位可能會有「所謂的太陽，難道是天道生了病嗎？還是做日光浴就會得太陽病呢？」等疑問。順道一提，我第一次看到「太陽病」時，還以為是日光過敏症之類的疾病。

然而，就像我前面所說的，傷寒這類疾病的進展分為六個階段，第一階段是太陽病。不過，這其實也沒那麼重要，反正只要各位繼續讀下去，最後一定會了解。

請容我在此岔個題，我突然想起一位女律師，她讀教科書七遍就考上東大，而且司法考試一次就過關。據說，她拿到教科書時，並不是從頭一字一字細讀，而是先瀏覽每個標題，大略掌握全書分量與內容。這樣算是讀過一次。接下來的六次就重覆第一次的做法並加快閱讀速度，慢慢地加深記憶與理解。這或許是某種速讀法，但就康治本《傷寒論》來說，短短65條條文絕對不可能一開始就精讀，首先一定要大略看過全部條文。以我的經驗來說，這是個好方法。我不會一下子就寫完條文，會慢慢跟各位解釋清楚。但是，康治本《傷寒論》無論是要用速讀法或是其他方法，就像書中第17到21頁那樣，真的是可以一下子就讀完，而且還可以讀好幾次。

## 脈浮

我們繼續說條文，這時各位可能會有個疑問：「為什麼突然說脈會浮上表面來？」這是因為，中國古代醫師幫病人看診時，首先會把脈。

那麼，脈的「浮」相對來說當然就是「沉」。怎麼分辨兩者的不同呢？就是一搭上手腕皮膚表面的橈骨動脈即能摸到脈博跳動時，就是浮脈；而需要用力往下按壓才能感覺到脈搏跳動時，則是沉脈。我猜，對於古代中國人來說，浮脈跟沉脈是很一般的常識，所以書中並沒有特別加以解釋。而且，當時的紙張可是貴重物資，可以推測，《傷寒論》應是寫在木簡等材質上，如果連常識都需要耗費資源來書寫，那可以想見，整本書會變得非常厚重。

在漢方醫學中，尤其是《傷寒論》中所提到關於急性發熱性疾患的想法正是「邪氣從外部接觸體表開始，即邪氣藉由逐步侵入體內而逐漸進展、惡化」。古代中國人認為，當病人的脈是浮脈，顯示病邪仍在身體淺層的位置（體表），而這樣的說法與實際上病人身體所產生的現象毫無矛盾。相對於浮脈，沉脈則表示病邪已經進入體內的深層位置，也就是感染症正逐漸發展，邪氣已經深深侵入體內階段的脈象。無論哪種脈象，都是古人不受限於表象而持續觀察後所得出的結論，所以這麼想來，也沒什麼奇怪的。

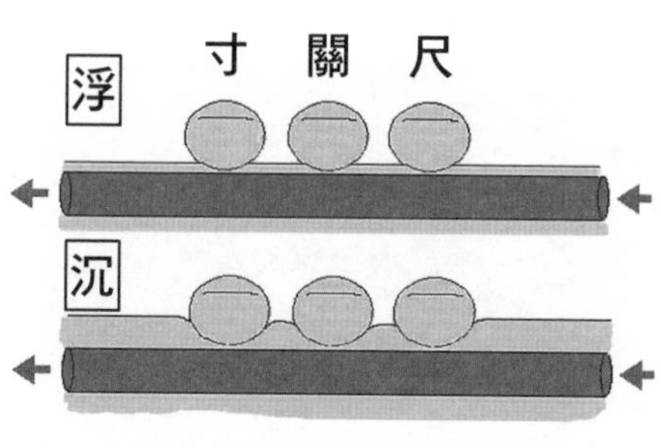


## 頭項強痛

接著是「頭項強痛」，如字面意思就是病人有頭痛、後頸部的肌肉感到緊繃。感冒時，經常可以感覺到頭痛及肩膀僵硬就是指這種情況。頭、項是部位的名稱。那麼，究竟是「頭項強痛」呢？還是頭部到頸項有強烈的疼痛感呢？又或者是「頭部緊繃而頸項疼痛」呢？即使能理解頸項疼痛，但頭部緊繃又是指什麼呢？這裡是指，頭痛與項強同時出現的狀態。古時候的中文據說就是這樣寫的。

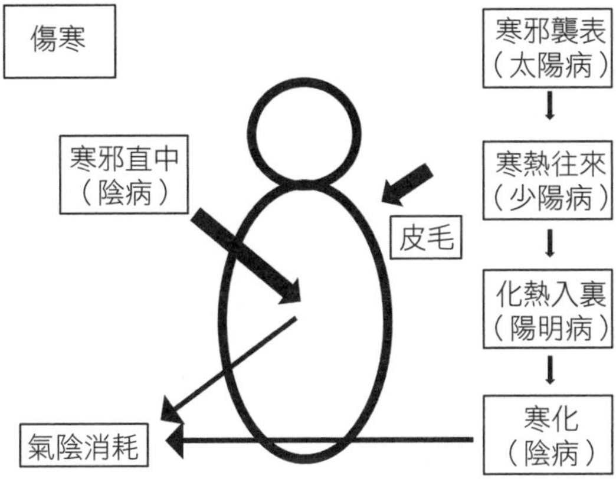

## 而惡寒

讀到這兒，各位應該可以理解：「啊，原來太陽一旦生病，身體就會出現類似現在常見的感冒症狀」。然而，由於無法實際判斷是否是感冒，所以，現代醫師會使用壓舌板放入病人口中，用筆燈照照看扁桃腺，或是用棉花棒插入病人的鼻腔中，以快篩的方式採檢，或是使用抽血檢查或是尿液檢查等以許多種方式為病人做檢查。從檢查結果可以得知，即使病人有類似的感冒症狀，罹病原因有可能是傳染性單核球增多症，有可能是鏈球菌性咽炎等等，原因不同，治療方法也會有差異。

那麼，雖然症狀是惡寒，在現代醫學上認為是先有病毒或細菌等病原體侵入人體內，引起細胞激素分泌，於是人體開始發熱機轉，肌肉開始發抖生熱，而這就是惡寒→發熱的原始狀態。然而，從漢方醫學的角度來看，由於那個醫學系統發展的年代尚未有病毒與細菌的概念，因此漢方醫學將病人感到惡寒的現象視為是所謂的邪氣，而各種邪氣之中，尤以「寒」這個性質是附著於體表的結果。真是超群的觀察力。畢竟就連現在的我們仍無法用肉眼看到細菌或是病毒呀。「而惡寒」裡的

「而」只是接續詞。

實際上，也經常有感冒不會出現惡寒。就是那種喉嚨才剛開始有疼痛感，馬上感覺到身體發熱，一量測體溫居然已經超過38度的感冒。我自己在感冒時，反而不太會惡寒，像這種「只感覺到發熱而沒有惡寒」的急性感染症，在漢方醫學中稱為溫病。在《傷寒論》中，如同我接下來要說明的，只會處理在感染風邪過程中必定出現惡寒的感冒類型。可惜的是，在《傷寒論》的時代，仍尚未深刻考察溫病的狀態。《傷寒論》出現後的一千年有了為此感到困擾的人們，並發展出溫病學派。

### （補）溫病

不知為何，溫病學派在現代日本屬於乏人問津的領域，但在中國，溫病學派與傷寒論學派是平起平坐的。如同我前面所說，《傷寒論》是一本將溫病屏除於急性感染症之外，只處理傷寒（與中風）的偏頗醫書。

那麼，是否有一本與溫病相關、類似溫病論的書籍呢？答案是否定的。雖然從古至今有許多人著作了許多書，但其中知名的只有葉天士的《外感溫熱論》與吳鞠通的《溫病條辨》。

接著，我們把《傷寒論》第1條整理成如下表格，以幫助理解。

| | 太陽病 |
|---|---|
| 脈 | 浮 |
| 頭痛 | ○ |
| 項強 | ○ |
| 惡寒 | ○ |

**第2條**　太陽病，發熱，汗出，惡風，脈緩者，名為中風。

（意譯）

第2條　太陽病，也就是身體出現脈浮、頭痛、項強、惡寒症狀，在惡寒之後身體開始發熱、發汗，一吹到風就感到寒氣。脈浮，一觸摸脈搏就感到跳動而且澎澎的，這樣的病氣稱為中風，也就是吹到風。

**第3條**　太陽病，或已發熱，或未發熱，必惡寒，體痛，嘔逆，脈陰陽俱緊者，名曰傷寒。

（意譯）

第3條　太陽病，也就是身體出現脈浮、頭痛、項強、惡寒症狀，無論有無發熱都感到惡寒，伴隨著關節或肌肉疼痛，或突如其來的嘔吐感，脈浮且緊繃地博動，這樣的狀態是傷寒，也就是被寒所傷。

我把第2條跟第3條試著一起意譯，這樣做，相信大家可以發現太陽病分成中風跟傷寒兩類。中風（第2條）條文中，特別把發汗點出來，傷寒（第3條）的條文中並沒有這麼寫，所以，可以把傷寒想成為不發汗的狀態。說到東洋醫學上的原理，可以說，當風邪襲表而身體流汗的是中風；當寒邪侵襲病人體表，致使皮膚毛孔緊縮而不出汗的屬於傷寒。

我試著將目前為止的三條條文整理如下：

| | 脈 | 頭痛 | 項強 | 惡寒 | 發熱 | 汗 |
|---|---|---|---|---|---|---|
| 1. 太陽病 | 浮 | ○ | ○ | ○ | | |
| 2. 太陽病・中風 | 浮緩 | ○ | ○ | ○ | ○ | ○ |
| 3. 太陽病・傷寒 | 浮緊 | ○ | ○ | ○ | 不問 | × |

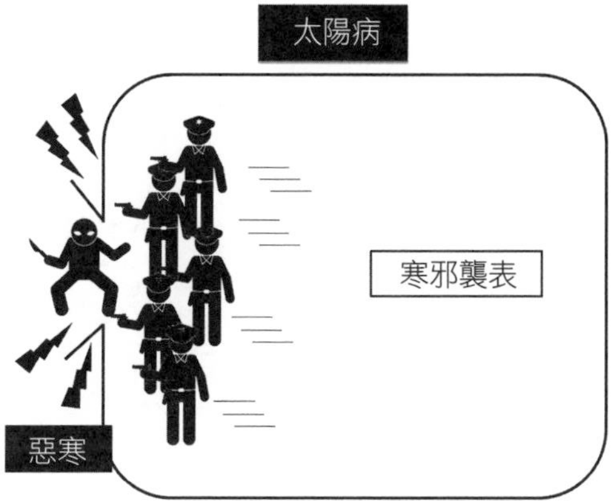

太陽病

寒邪襲表

惡寒

試著做成表格後，會發現中風跟傷寒最不同之處是，「脈是緩或是緊」，以及是否會出現發熱症狀。

中風是指吹到風時人會不舒服。一般來說，是指輕微程度的寒氣。中風剛發作就來看診的「新鮮」病人，實際上非常少。這種剛剛好正處於惡寒、發熱（發汗）症狀的病人，對於新手漢方醫師來說是絕佳的學習機會，可惜的是，這類型病人一般不會到醫院就診，而是在家裡裹著棉被睡覺，不然就是吃了感冒藥，繼續鞭笞著身體工作。等這類病人出門看診，多是症狀變得嚴重，或是只剩下咳嗽沒好，想要醫師開立對症的藥物。

另一方面，所謂的傷寒是指，病人後排牙齒互相撞擊地喀喀作響，身體裹著棉被抖個不停，嚴重發著寒顫的狀態。一般是這樣形容，本條文也相去不遠。也就是，病人在發熱前就因為惡寒而抖個不停，也抱怨肌肉疼痛。這樣的狀態，讓人什麼事也做不了，於是會前去醫院看診。一旦感染傷寒，病人就會變得沒有活力，也讓醫師有了看診的機會。

那麼，傷寒時，分別可以開立哪些處方呢？這部分請期待之後的分享。

容我多說一些，中風這個說法是腦中風的古典表現法。在日本，至今仍有一些人在中風發作時會用「我中了」來表現，但是這個跟太陽病中風是不同的，請留意。《傷寒論》裡所說的中風是指，自然界中各種邪氣之一的風邪侵犯到體表，以現在的說法則是類似感冒般的輕症發熱性感染症。而腦中風的原因在漢方醫學中稱為「內風」，這樣可以區別兩者的不同。

**第4條　太陽中風，陽浮而陰弱。陽浮者熱自發，陰弱者汗自出。嗇嗇惡寒，淅淅惡風，翕翕發熱，鼻鳴乾嘔者，桂枝湯主之。**

（意譯）

第4條　太陽病中的中風可以再分為兩種。一種是有熱，一種是只有寒氣卻無熱。前者是自然發出熱來，但是會在發著抖地惡寒後，一下子發起熱來。後者則是會自然流出汗來，而且伴隨些許惡寒，流出鼻水並且發出嘔聲地想吐。以上不論何者都適合桂枝湯。

這個地方，一般人以為「陽浮而陰弱」特別難以解釋，但別介意，反正又不是在學習漢文。主要能夠治好病就達到目的了，所以我才會如上的意譯。

第４條的條文如字面上的意思，應該不難懂。①惡寒→發熱這個模式，以及②惡寒（惡風）→流汗，但沒有發熱這個模式，太陽中風有這兩種模式。然而，無論是哪一種都會惡寒，就表示具有寒的性質的邪包覆了體表，因此書上說，開立處方桂枝湯來治療。

惡寒與惡風有什麼不同呢？至此，書上說得非常模糊，總的來說就是都感覺到寒冷。吹到風時，感到發抖不舒服的是惡風，而冷到不行的是惡寒。也有人提出另一種看法，認為寒邪所引起的是惡寒，而因風邪引起的是惡風，無論如何，就如上面所解釋的來理解就好。也就是，惡寒及惡風都是寒氣，只有程度上的差異。無論是寒邪或是風邪，肉眼都看不見，以目前為止所見條文的內容看來，《傷寒論》的做法是以症狀或檢查身體來幫病患診療，總之只要能治好急病就好。

## 桂枝湯

康治本《傷寒論》共有65條條文，全部攤開來看就只有兩頁，各位應該記得我這麼說過。實際上，第４條之後還附上了如下的記載。

**桂枝三兩去皮、芍藥三兩、甘草二兩炙、生薑三兩切、大棗十二枚擘。右五味，㕮咀三味，以水七升，微火煮，取三升，去滓，適寒，溫服一升。**

以上就是桂枝湯的處方內容。之後只要有新處方，《傷寒論》裡都會有處方內容。因此，康治本《傷寒論》之所以可以全部寫入兩頁之中，主要是因為去掉了處方內容，若要保留處方內容，就不太可能只有兩頁。

那麼，一提到桂枝湯（機會難得，以下會以料理節目的方式說明），煮法大概是這樣：

（桂枝湯的煎煮法）

準備去皮的桂枝三兩、芍藥三兩、蜜炙過的甘草二兩、切片的生薑三兩、剝開的大棗十二個。先切碎最前面的三種生藥備用，再將全部生藥放入七升的水中煮。煎煮至鍋中剩下三升的水時，濾出藥渣。濾出的湯藥就是桂枝湯。一感到寒氣上身時，馬上溫溫地喝下一升。

這裡提到的「兩」「枚」「升」都是漢朝當時的度量衡，究竟該如何換算成現代的度量衡仍有一番論爭，在這裡就略過不提。

順帶一提，日本濃縮科學中藥廠 TUMURA 社所製造的桂枝湯科學中藥一天份（三小包鋁箔包）中是由桂皮（雖然不是桂枝，卻是同一種植物）四克、芍藥四克、甘草二克、大棗四克、生薑（《傷寒論》中是生薑，科學中藥則是乾薑）一・五克所組成。一旦出現症狀，馬上吃下一包科學中藥即可。雖然我很想說，如此一來，一包科學中藥相當於「原方桂枝湯」一升的量，但實際上卻無法如此代換。以大棗為例，古時候的大棗跟現在的大棗大小沒太大改變，大棗十二個約是數十克，約等於科學中藥四克的十倍。

若再繼續推算，桂枝或芍藥的三兩就會約等於三十克。桂枝湯科學中藥就等於是原方桂枝湯十分之一左右的濃度。

我自己在感冒時，如果只吃一包科學中藥，身體是毫無感覺的，要一次吃三包才終於感覺有效。所以我可以說，要依《傷寒論》的條文脈絡來使用現在的桂枝湯科學中藥很困難。同理可證，其他的處方也是同樣的情況。以下我們一一來說明。

桂枝湯是驅除體表風邪的處方。桂枝（桂皮）是指肉桂，喝下桂枝，身體會立刻暖和起來，若再多攝取一些就會流汗，也就是所謂的發汗藥。生薑也與桂枝有類似作用，同樣也是發汗藥。這麼說來，我們或可直接把桂枝湯當作是發汗劑。

**第5條　太陽病，頭痛，發熱，汗出惡風者，桂枝湯主之。**

（意譯）

第5條　太陽病之中，尤其是頭痛、有發熱、流汗，「一吹到風就發抖感到寒氣」時，桂枝湯最適合。

這個條文有點怪，寫著「太陽病，頭痛……」但是，太陽病的基本原本就是脈浮、頭痛、脖子僵硬、惡寒，會頭痛是理所當然的。在這則條文裡，特別把頭痛提到最前面，想來肯定是非常痛的頭痛，又或是因為某個理由而強調頭痛這件事……。

在這裡重要的是，太陽病惡寒又發汗這類症狀適用剛剛講過的第4條，要開桂枝湯處理。這麼說來，桂枝湯莫非有止汗效果嗎？完全正確。桂枝湯確有止汗作用。正確來說，對於因為衛氣薄弱，汗自體內漏出的狀態（自汗），要用桂皮、大棗、甘草來補衛氣，以達到止汗效果。

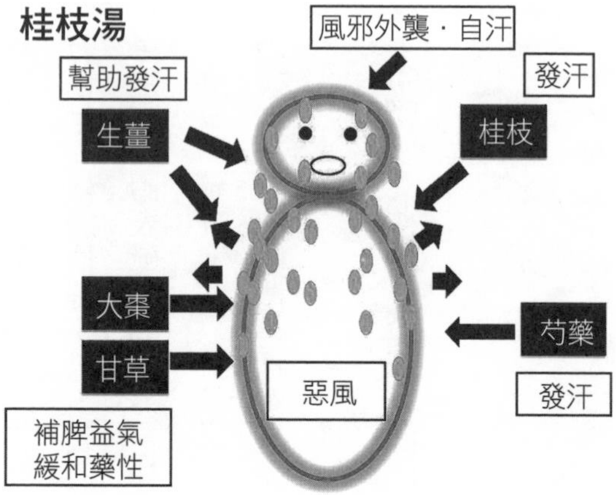

**桂枝湯**

風邪外襲・自汗
幫助發汗
生薑
發汗
桂枝
大棗
甘草
芍藥
發汗
惡風
補脾益氣
緩和藥性

咦？但剛剛前一條條文明明是說桂枝湯屬於發汗的處方，這到底是怎麼一回事呢？

對於這樣的矛盾，好像也只能給出一個說法是：「視不同情況，桂枝（桂皮）具有發汗作用也具有止汗作用」。也就是說，桂枝湯具有能在讓身體迅速發汗後，立刻緊縮汗腺，不再讓汗水無謂地往身體外漏出的作用。詳細一點來說，當身體發汗，生薑協助發汗，到了止汗階段，再借助大棗與甘草的補氣（補衛氣）作用。而芍藥除了有止汗與收斂汗腺的作用，也有助身體緩解肌肉疼痛。

## 第6條　太陽病，項背強几几，反汗出惡風者，桂枝加葛根湯主之。

（意譯）

第6條　另一方面，病人罹患太陽病，尤其有頸項緊繃不已的症狀，會讓人覺得「如果再加上因為惡寒而發抖卻不出汗，或許該吃葛根湯」，但事實卻不是如此，而是如果身體持續出汗，「吹到風會邊發抖地感覺到寒氣」時，要吃桂枝加葛根湯。

在適合吃桂枝湯的情況下，如果病人感覺到頸項僵硬，只要在桂枝湯中再加一味名為葛根的生藥變成桂枝加葛根湯即可。

由此，我們可以很簡單地知道，「啊，感覺肩頸僵硬時，只要吃葛根就好」「所以，那個有名的葛根湯不單只能治感冒，治療肩頸僵硬也有效」。對於葛根，在臨床上只要理解這些就足夠。

據我所知，適用日本保險給付的「桂枝加葛根湯」的科學中藥廠，只有東洋藥行一家。而且在日本，就連桂枝湯也只有小太郎漢方製藥株式會社與TSUMURA兩家藥廠生產販賣。為什麼會這樣，原因不明。我猜想，可能是因為桂枝湯並不是由少量生藥所組成，必須使用大量藥材煎煮才有

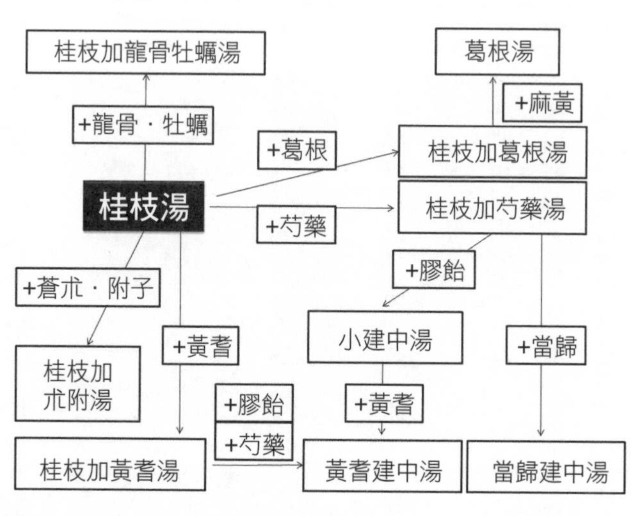


效。順帶一提，倒是葛根湯的常見度高到令人懷疑可能是每一家藥廠都有生產。

**桂枝三兩去皮、芍藥三兩、甘草二兩炙、生薑三兩切、大棗十二枚擘、葛根四兩。右六味，以水一升，先煮葛根，減二升，去上沫，內諸藥，煮取三升，去滓，溫服一升。**

（桂枝湯加葛根湯的煎煮法）

準備以下六味藥材：去皮桂枝三兩、芍藥三兩、蜜炙過的甘草二兩、切片的生薑三兩、十二個剝開的大棗、葛根四兩。首先將葛根以一斗（註：斗是液體的單位，一斗為十升）的水煎煮，待鍋內的水減少至八升時，先撈去浮末，再將剩餘的五味藥材放入鍋中，煎煮至鍋中水剩三升後，關火並濾除藥渣，每次溫溫服用一升。

容我再多說一點。病人發著抖、感覺惡寒去看診時，醫師會開立桂枝湯，如果使用像上述的煎藥法，病患要喝到藥湯需要等候一段時間。尤其是當煎煮時間這麼長，很容易錯失了治病良機。如果平常家中沒有備妥濃縮科學中藥，在一有症狀就立刻服用，是否會來不及呢？這麼一思考，濃縮科學中藥果然還是最佳選擇。

另外，患太陽病且惡寒、沒有流汗，卻因惡寒不斷發抖顫動，可以喝後面提到的麻黃湯。病人是太陽病且惡寒、沒有流汗，卻感覺肩頸僵硬時，要屬葛根湯（桂枝加葛根湯＋麻黃）最對證。這個處方之後會談到。

現在講或許太早，但還是說一下。或許已經有人發覺「麻黃這味藥是否用於不出汗時？」實際上確實如此。麻黃含有大量麻黃鹼，具有刺激交感神經的作用，因此高血壓的人不適用。就「不含有麻黃的葛根湯」這點來說，桂枝加葛根湯就是非常珍貴的處方。

在《傷寒論》中，處方的變化就像桂枝湯一般是逐步慢慢變化的。像葛根或麻黃這樣，在處方中增加或是減少之後就能看出該生藥的功效。相反來說，只要知道生藥的功效，多多少少就能理解從桂枝湯所衍生出的《傷寒論》處方。我相信，只要再三推敲從處方到生藥、從生藥到處方，就能更深入理解開藥邏輯。

第7條　太陽病，發汗、遂漏不止，其人惡風、小便難、四肢微急、難以屈伸者，桂枝加附子湯主之。

（意譯）

第7條　病人得太陽病時，通常一流汗就流不停、止不了，此時難以排尿、四肢有些痙攣，一伸直就疼痛不堪，而且還冷到發抖地感覺有寒氣。此時，桂枝加附子湯是最佳選擇。

截至目前為止，我們知道「面對太陽病的病人，要依不同症狀來給予桂枝湯或是桂枝加葛根湯（以促使病人出汗）」，因此判斷桂枝湯是發汗劑。但這麼斷言又會發生問題，因此出現了第7條「汗流不停」。而流汗停不了這件事就可以得出「桂枝湯果然是發汗劑」的結論。然而，如第5條所說，桂枝湯是在發汗不止時使用，所以具有抑制流汗的止汗作用。而本條的條文就是在講述，當桂枝湯的止汗作用發揮不了，也就是因為身體的衛氣不足所引起的汗水狂流狀態。

汗是水，發汗過多會引起身體的水分不足，相對地，以尿液狀態所排出的水分也會減少，因為身體水分不足而使得手腳開始痙攣。更糟的是，身體選擇犧牲重要的水分，試圖以發汗將寒邪排出體外，最終卻只會留下讓人發抖的寒氣。也就是說，原本身體應該要用流汗來排除的寒邪，居然還停留在身體表面，完全無法排除。此時身體陷入一種得要使用其他方法，一邊停止流汗狀態，一邊將寒邪完全排出體外。以上就是第7條條文所說明的實際狀態，並在最終提出了解決方法，也就是桂枝加附子湯。

**桂枝三兩去皮、芍藥三兩、甘草二兩炙、生薑三兩切、大棗十二枚擘、附子一枚炮去皮破八片。右六味，以水七升煮，取三升，去滓。溫服一升。**

（桂枝加附子湯的煎煮法）

這個處方的構成生藥從桂枝到大棗的五味生藥與桂枝湯相同。以上五味生藥再加上以火烘焙過、去皮並切成八塊的附子，共六味生藥。將全部生藥用七升的水煎煮。煎煮至鍋中只剩下三升的水後，濾除藥渣，溫溫服用一升。

也就是說，桂枝加附子湯－桂枝湯＝附子，而附子能①抑制身體發汗過多的狀態、②改善痙攣、肌肉疼痛。這兩種作用是從前面的數學減法式子推導出來的。這些作用與現在的加工附子，也就是加熱生的附子以做減毒處理後所具備的作用完全一致。因此可以得知，附子能彌補身體的衛氣，也能幫助身體止汗。以下先暫且將「由於附子性熱，應該是發汗藥」的現代觀點拋諸一邊，直接讀《傷寒論》，應該就不會對「附子能幫助身體止汗」有異議，各位可以試試看。

順帶一提，生的附子正是烏頭這個植物的根，含有劇毒。因此，一般所使用的藥材是經過加熱的減毒程序後的產物。當藥物的使用量大，就有可能產生毒性，這是現代藥理學的邏輯常識，因此，現在使用的藥物都會經過減毒加工，且服用量極少。然而，古時候的中國又是如何獲得這樣的智慧呢？如果斷言，這是經過多次嘗試學習的結果，那麼中國人真是太厲害了。

目前，市面上並沒有桂枝加附子湯的濃縮科學中藥，比較接近的是桂枝加朮附湯、桂枝加苓朮附湯。它們分別是桂枝加附子湯加上白朮，或是桂枝加附子湯加上茯苓、白朮所得。另外，經常用於關節痛、神經痛的藥大多是以桂枝湯為基底。

## 第8條　太陽病，下之後，脈促、胸滿者，桂枝去芍藥湯主之。

（意譯）

第8條　以下法治療太陽病的病人後，脈象變成促脈、胸口感到不適時，適合吃桂枝去芍藥湯。

正確治療太陽病病人的方法是，讓他們喝桂枝湯，促使身體發汗，藉此將病邪快速排出體外。

但是，偶爾總有醫生判斷錯誤，用了下法治療病人，或是有些醫師原本就不具備診斷能力，看到病人就判斷「總之通通以下法就對了」來治療。不論是哪種醫生，總之，這則條文要說的是，從結果來說，由於醫生讓病人吃下了瀉藥，使用了下法來治療，病人於是出現了如第8條所說的問題，脈象呈現促脈，也就是出現頻脈性的期外收縮，使得病人在脈搏跳動時，感到胸口不適。

第8條條文中，只寫了「下之」兩字，而從目前為止的條文中完全沒有提及關於瀉下的處方這一點來看，我認為，所謂的「瀉下」應該跟讓病患發汗、嘔吐等治療法同樣，是當時非常常見的治療法。用最簡單的方法來思考，將體內的病邪或是毒物排出體外的路徑只有三個：上（＝吐）、下（＝下）、橫（？＝汗）。應該不會有人想成是耳朵、鼻子或是肚臍吧。

太陽病的病邪明明是在體表，醫生卻用瀉藥將病人身體的下半部一次排空，這樣一來，病邪難道不會往體內陷得更深嗎？又或者，因為身體下半部的「陰」已經被瀉藥排出體外，使得原本在身體下半部、由陰所控制的正氣因此往身體上半部上升，因而造成病人胸部區域充滿了氣呢？我認為，第8條所形容的是後者，這種「氣的上昇（上衝）」是源源不絕的。

請容我多說一些，桂枝＋甘草（這樣一來就是桂枝甘草湯這個處方）據說能抑制這裡所說的氣的上衝。出現在《金匱要略》這本書裡的桂枝加桂湯或是苓桂甘棗湯等，能抑制氣上衝的處方中都含有桂枝跟甘草。

那麼，第8條所說的狀況也要以桂枝湯為基礎來思考，這次《傷寒論》不是在桂枝湯中加入任何藥材，而是去除一味芍藥，變成桂枝去芍藥湯給病人服用。應該是因為桂枝湯這個處方中的芍藥會影響治療方向，所以特別去掉它。

如果要探討芍藥這味生藥的作用，光是目前為止的資料，並無法說清楚。不過，可以知道的是，芍藥並不具有抑制氣上衝的作用。剛剛我所說的桂枝加桂湯中是含有芍藥的，而且能夠幫助身體止汗，所以芍藥在第8條這則條文中，與其說是病態的「搗蛋者」，不如說它只是不發揮作用、沒有用處而已。如果《傷寒論》是一本以「不存在無用處方」為目標的醫書，那麼芍藥只是因為「啊，在這裡不需要芍藥」而被去掉而已。

**桂枝三兩去皮、甘草二兩炙、生薑三兩切、大棗十二枚擘。右四味，以水七升煮，取三升，去滓，溫服一升。**

（桂枝去芍藥湯的煎煮法）

準備去皮的桂枝三兩、蜜炙過的甘草二兩、切片的生薑三兩、剝開的大棗十二個。將以上四味生藥放入七升的水中熬煮，等鍋中剩下三升的水後，瀝除藥渣，取一升趁溫熱時喝下。

## 第9條 服桂枝湯，或下之後，仍頭項強痛、翕翕發熱、無汗、心下滿微痛、小便不利者，桂枝去桂枝加白朮茯苓湯主之。

（意譯）

針對太陽病的病人，在使用了像第7條條文那樣以桂枝湯試圖讓病人發汗，或是像第8條條文那樣試圖用下劑讓病人下痢後，發現病人仍然頭項強痛、發高燒，卻不再出汗，且心下部位感覺脹滿並伴隨少許疼痛、尿不太出來。此時，就要開桂枝去桂枝加白朮茯苓湯。

有時有些太陽病的病人，在醫師用藥使之發汗後，仍感到頭項強痛、持續發熱等等症狀而沒有改善，也就是病人仍然會出現與桂枝湯證相同症狀的案例。雖然只要如第4條條文那樣，給予病人桂枝湯，症狀可能就會改善，但是，桂枝湯證是有汗的「汗出」，而這裡與桂枝湯證不同的是「無汗」，而且這裡也沒有關於惡寒的記述，我們就試著當作病人沒有惡寒症狀。

一開始，我們很想直接開桂枝湯給病人，以促使其流汗，結果卻出人意料之外，病人完全不流汗。而且發汗後，沒有尿這一點與第7條相似。然而，第7條中所述的病人沒有尿，是因為發汗過度，使得身體津液（水）枯竭，因此尿量減少，相對於此，第9條則是病人完全沒有發汗，津液並沒有因此而耗損，病人應該還有尿液才對，卻完全排不出尿，這一點非常不合乎自然。究竟此時身體的津液到哪裡去了呢？

思考的同時，再仔細看看條文裡的「心下滿微痛」，心下部位是膨脹狀態。啊～～既沒有變成汗水也沒有變成尿水而堆積在體內的水，正全部停留在這裡，也就是胃內停水。桂枝去桂枝加白朮茯苓湯（芍藥、甘草、大棗、生薑、白朮、茯苓）似乎能改善這樣的狀態。順帶說一下，宋本《傷寒論》直接把這個處方寫成「桂枝去桂加白朮茯苓湯」。本書之後也會這麼表述。

**芍藥三兩、甘草二兩炙、生薑三兩切、大棗十二枚擘、白朮三兩、茯苓三兩。右六味，以水七升煮，取三升，去滓，溫服一升。**

（桂枝去桂加白朮茯苓湯的煎煮法）

準備芍藥三兩、蜜炙過的甘草二兩、切片的生薑三兩、剝開的大棗十二個、白朮三兩、茯苓三兩。將以上六味生藥用七升的水煮到剩下三升，濾除藥渣後，溫溫地服用一升。

從一開始看這個煎煮法到現在，我發現煎煮藥材的量感覺很隨便，這或許是在誤差範圍內。另外，剛剛的桂枝加葛根湯是先煮葛根，然後才在藥湯中放入其他藥材煎煮，我想這其中應該是有對生藥煎煮順序的堅持。

桂枝去桂加白朮茯苓湯，從其中的生藥來看，是一帖去除桂枝的處方，這跟桂枝去芍藥湯同樣，少掉了一味生藥。

桂枝湯去除芍藥，這個做法我可以理解，但這個處方去掉處方中主要生藥的桂枝，不就跟沒有包紅豆餡的紅豆麵包，或是只有紅豆餡卻沒有麵包的紅豆麵包一樣嗎？根本就不值得在處方名稱前面再冠上桂枝兩個字才對。原因或許就在於，桂枝去桂加白朮茯苓湯原本就是在「桂枝湯－桂枝＋白朮＋茯苓」這樣的邏輯下所發想出來的。

白朮＋茯苓，是利水劑處方中常見的搭配。

然而，我從以前就感到很不可思議的是，學習時，為何是直接從由五味生藥所組成的桂枝湯開始呢？就算桂枝湯被稱為是「眾方之祖」，在漢方醫學歷史上，應該不是一下子就從五味這個複雜的數字開始才對。最自然的發展應該是從單味生藥開始，然後才逐步進展到二味、三味……。

不過，反正《傷寒論》這部書是在漫長的醫學歷史中段才出現，而且也並非先有《傷寒論》後，中醫學才開始逐漸發展，《傷寒論》不過是歷史長河中的一個點。就連桂枝湯裡這五味生藥的組合也並非《傷寒論》原創，早在《傷寒論》成書之前，人們或許早已知道桂枝湯。又或者那時這五味生藥所組合而成的是別的處方名稱，直到記述到《傷寒論》中後才取名為桂枝湯。總之，有各種可能性。

如此一來，名為「桂枝去桂加白朮茯苓湯」的這個處方，只要在「《傷寒論》中沒有無用的處方」的前提下，人們先得知了，芍藥＋甘草或是茯苓＋白朮這些組合，然後才又將這些組合再組合成另一個處方，從這樣的脈絡看下來，或許是後人又將這些組合放進《傷寒論》中的。如果以桂枝湯為基礎，桂枝去桂加白朮茯苓湯也只是「桂枝湯－桂枝＋白朮＋茯苓」而已。

聯想或空想通常是沒有極限的，而且這對於實際臨床上完全沒有影響。我這裡所說的處方幾乎沒有做成濃縮科學中藥，所以我決定停止猜想與妄想。

目前的說明是逐條解說的方式，讀起來可能有些繁瑣，但我的目的只不過是想告訴各位《傷寒論》的精華。不是《傷寒論》所帶出的精華，而是《傷寒論》本身的精華。如果只是觸及《傷寒論》的表象很無聊，而且深入探究模糊的部分在臨床上毫無意義。就如同蘋果或葡萄，真正好吃的部位是在表皮與果實之間。

## 第10條　服桂枝湯，不汗出後，大煩渴不解，脈洪大者，白虎加人參湯主之。

事實上，這一條條文有個有點嚴重的問題。因為這一條在其他主流版本的《傷寒論》（例如：宋本）是這樣說的：

**（宋本第26條）服桂枝湯，大汗出後，大煩渴不解，脈洪大者，白虎加人參湯主之。**

白虎加人參湯方

知母六兩、石膏一斤（碎、綿裹）、甘草二兩（炙）、粳米六合、人參三兩。

右五味，以水一斗，煮米熟，湯成、去滓，溫服一升，日三服。

（白虎加人參湯的煎煮法）

準備知母六兩、石膏一斤敲碎後用布包起來、蜜炙過的甘草二兩、粳米六合、人參二兩，將以上五味生藥放入一斗的水中煎煮。等到米煮熟，米粥出來後，撈掉藥渣，溫溫地服用一升，一天服用三次。

相對於最前面康治本《傷寒論》的「不汗出」，宋本《傷寒論》是寫著「大汗出」，兩本書有著一百八十度的差異。莫非是因為「不」跟「大」兩字相似而誤抄了?不，我不相信會有這樣的錯誤。事實上，據說《傷寒論》裡有相當多錯字、遺漏跟誤植的部分，這裡難道也是如此嗎?

（意譯）

第10條　病人服用桂枝湯後，沒有出汗（或冒大汗）。之後，人變得非常口渴，且原本的疾病症狀完全沒有好轉。脈象變得非常洪且大。此時，病人適合吃白虎加人參湯。

一般只要學習漢方或是中醫，都會學到「白虎加人參湯證是，大汗、大渴、大脈、大熱的四大證」。

所謂的「大煩渴」就是非常強烈的口渴，是指津液（水）的異常狀態。前一條的桂枝去桂加白朮茯苓湯也曾提過，一旦體內的水循環不順暢，或是聚積在身體某一部位（偏在）時，人會變得口渴，但是並不至於到「大煩渴」。而且，這裡所說的「大煩渴」可以很自然而然地想成是「水分完全不足，因而人感到喉嚨非常乾燥」。但問題是，是什麼引起了體內水分不足呢？

再者，所謂的「脈洪大」，要注意的應該是「洪」這一點。我覺得這裡是這樣形容這個脈象的：當你站在海邊，突然來了個大浪（猶如大脈）拍打岸邊，然後很快又退去，令人感覺有些虛脫的狀態。這也表示體內有熱，而且非常強大。關於熱的記載，雖並不在本條文中，但由於體內有熱，導致水分蒸發，因而造成體內水分不足，由此可以推測出，病人因而引起強烈的口渴。而那個水分，無論是以汗水、尿液或是大便、鼻水、眼淚等形式都應該要排出體外。因此，水分在體內消失是非常不尋常的。再加上這條文裡所敘述的是病人喝過做為發汗劑的桂枝湯，汗會排出，但卻是排出大汗。那麼，前一段我的提問「水為什麼會不足呢」就得出了答案，「因為排出大汗」了。

也就是說，筆者以為這個條文以「大汗出」的版本比較自然。之所以不斷言說何者是正確的，是因為一旦各位加入贊成或反對的意見，就會變得很怪異而且也很麻煩，所以我決定避開不談。

容我多說一點，一般感到喉嚨乾燥時，就會想多喝點飲料，雖然比較會發生水分不足的狀況，但也可能會發生像是五苓散證這種因為水分偏在所引起的口渴，這件事是自從筆者開始學習漢方後才知道的。

白虎加人參湯在這裡是第一次出現，但並沒有寫出配方。石膏跟知母能冷卻裏熱；粳米、人參以及石膏可以滋潤乾燥的身體。實際上，配方會出現在第42條，也就是第42條才是白虎加人參湯的絕佳適應證（陽明病）的解說，所以等到第42條時，才會再碰到。

請等一下，剛剛說的「裏熱」究竟是什麼呢？到第9條前，提到表寒時，我們說到桂枝湯，之後也延伸說了不少。這一條條文中，各位只要能夠知道「有時會出現與桂枝湯證（表寒）相似的白虎加人參湯證（裏熱），很容易搞錯，要特別注意」就好。所以，等到第42條時，會連處方內容一起好好為各位做講解。

**第11條**　傷寒、脈浮、自汗出、小便數、心煩、微惡寒、腳攣急。反服桂枝湯。得之便厥、咽中乾、煩燥吐逆者，與甘草乾薑湯、以復其陽。若厥愈者，與芍藥甘草湯，以其腳伸。若胃氣不和，譫語者，與調胃承氣湯。若重發汗者，四逆湯主之。

（意譯）

第11條　有病人罹患傷寒，症狀是脈浮、出汗、頻尿、胸部不適、微微惡寒、腳抽筋，醫師卻誤開桂枝湯讓病人吃。病人因而馬上出現手足厥冷、口渴、胸部強烈不適、嘔吐時，給予甘草乾薑湯後，狀況獲得改善，陽氣因此恢復。以甘草乾薑湯改善手足厥冷後，再給予芍藥甘草湯。如此一來，治癒了腳抽筋，讓腳得以伸直。如果病人在喝下桂枝湯後，腸胃功能變差、引起便祕並且開始胡亂說話時，就要給予調胃承氣湯。但是，如果病人喝了桂枝湯後，發汗得更厲害時，四逆湯最適合。

若有人得傷寒，脈浮、自然出汗、還伴隨些微惡寒時，可以用桂枝湯加以治療。但是，如果除此之外，還有其他症狀，如頻尿、胸腔感到不適、腳部抽筋時，應該是體內津液不足所引起，所以用桂枝湯使病人發汗，絕對是錯誤選擇。但這個條文說的是，已經不小心讓病人喝下了桂枝湯之後發生的情況。此時，這就屬於誤治，病人因而出現不適症狀。對於這樣的結果，張仲景老早就有所掌握，所以在條文中寫下了因應各症狀的不同對應之道。

**桂枝湯→甘草乾薑湯的情況：**以桂枝湯散發身體的陽氣後，身體的末端會開始冷卻。此時要用具有強烈暖和身體作用的乾薑，使身體的陽氣回復，並改善冷卻的四肢，但是腳部的抽筋狀況仍舊持續，所以改投以芍藥甘草湯。用芍藥滋潤筋，使腳部停止抽筋。

**桂枝湯↓調胃承氣湯的情況：**以桂枝湯使病人發汗後，造成病人體內水分不足而引起便祕，連帶地影響意識狀態，此時病人已經不是太陽病，而是進展到「陽明病」階段。關於陽明病，我們之後會再談。但因為此時病人出現便祕，所以要讓病人排便，此時使用調胃承氣湯來治療。

**桂枝湯↓四逆湯的情況：**用桂枝湯使病人再度發汗，造成陽氣逸散，如果狀況持續，那麼，人會因為陰（水）與陽（氣）都耗竭而死亡。此時，要緊急讓病人回復陰與陽，所以給予在甘草乾薑湯中加入附子的四逆湯。

所謂的桂枝湯是將附著於體表的寒邪以排汗的方式排除，也就是如同用粗蠟以拋光的方式磨去汽車車體上髒汙般的治療法，治療過程「或多或少」會對身體造成影響。

**甘草四兩炙、乾薑三兩。右二味，以水三升煮，取一升二合，去滓，分溫再服。**

（甘草乾薑湯的煎煮法）

準備蜜炙過的甘草四兩、乾薑三兩備用。將此兩味生藥以三升的水煮，直到鍋中的水減少至一升二合時，濾除藥渣，分成兩劑，服用時要溫熱後再服用。

芍藥三兩、甘草三兩炙。右二味，以水五升煮，取一升五合，去滓，分溫三服。

（芍藥甘草湯的煎煮法）

準備芍藥三兩、蜜炙過的甘草三兩。將這兩味生藥以五升的水煮。直到鍋中的水剩下一升五合時，濾除藥渣後，分成三劑，服用時要溫熱後再服用。

另外，調胃承氣湯（大黃、芒硝、甘草）與四逆湯（乾薑、附子、甘草）的藥方各自記載在第23條與第62條條文中。如同之前的白虎加人參湯一樣，本條文並不是這些處方的正式條文。康治本《傷寒論》中沒有多餘的記述，當真是一本只收錄了必要文字內容的書籍。

容我再多說一些，筆者一直以為《傷寒論》是書寫於木簡或是布疋上的，但根據松岡尚則先生的教導，據說著作《傷寒論》的時代已經有紙張。只不過或許是因為紙張過於昂貴，因此我們可以理解《傷寒論》上不寫多餘文字的緣由。

## 第12條　太陽病，項背強几几，無汗惡風者，葛根湯主之。

（意譯）

第12條　太陽病，尤以頸項最為緊繃不適，且沒有出汗，一吹到風就冷到發抖，此時，適合葛根湯。

**葛根四兩、麻黃三兩去節、桂枝二兩去皮、芍藥二兩、甘草二兩炙、生薑三兩切、大棗十二枚擘。**

**右七味，以水一斗，先煮葛根麻黃，減二升，去白沫，內諸藥，煮取三升，去滓，溫服一升。**

（葛根湯的煎煮法）

準備葛根四兩、去了節的麻黃三兩、去了皮的桂枝二兩、芍藥二兩、蜜炙過的甘草二兩、切片的生薑三兩、剝開的大棗十二個，共七味生藥。準備一斗的水，先將葛根、麻黃放入水中煮。等鍋中的水減少二升，煮到剩下八升時，撈去白色浮沫。接著再放入其他生藥，煮到剩下三升，濾除藥渣，每次溫溫地服用一升。

記性好的讀者，看到這一段應該會馬上想起第6條中的「太陽病，項背強几几，反汗出惡風者，桂枝加葛根湯主之」。與第12條不同的只有「無汗・葛根湯」與「汗出・桂枝加葛根湯」的部分，而共通的部分是「太陽病，項背強几几，惡風」。

如同第4條條文中曾經說過的，太陽病且惡寒又發汗時，應該用桂枝湯治療。因此當病人的症狀適合用桂枝湯治療，但又伴隨頸項很緊又有僵硬感，只要在桂枝湯內加入一味葛根，變成桂枝湯加葛根即可（這是第6條）。然而，如果病人是無汗狀態，則適合葛根湯（本條）。

讓我們來看看這三個處方的生藥構成成分，應該就能一目了然。

|  |  |
|---|---|
| 桂枝湯 | 桂枝3兩　芍藥3兩　大棗12枚　生薑3兩　甘草2兩 |
| 桂枝加葛根湯 | 桂枝3兩　芍藥3兩　大棗12枚　生薑3兩　甘草2兩<br>葛根4兩 |
| 葛根湯 | 桂枝2兩　芍藥2兩　大棗12枚　生薑3兩　甘草2兩<br>葛根4兩　麻黃3兩 |

如此一來，我們知道，如果病人有適合桂枝湯的症狀，又加上「項背強几几」時，就要使用桂枝加葛根湯來治療，因此得知，葛根這味生藥是用來治療「項背強几几」症狀的。再加上，我們也

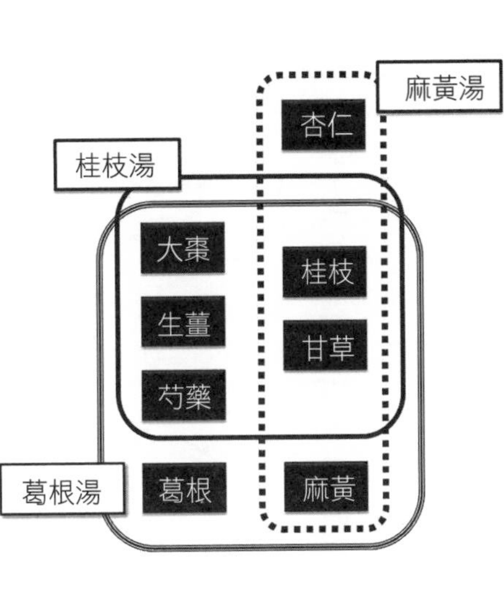


知道，一旦「汗出」變成「無汗」時，就要用葛根湯這個處方來治療，也就是說，促使人發汗的是麻黃這味生藥。

我寫得很順，但事實上，就桂枝湯加入麻黃這一點來看，可以了解到，即使是太陽病也分有「有汗」類型與「無汗」類型。在《傷寒論》中，分成兩條走向：「太陽病〜有汗〜中風〜桂枝湯」「太陽病〜無汗〜傷寒〜麻黃湯」。我們之後會再談到麻黃湯（麻黃、桂枝、杏仁、甘草）。但是，麻黃＋桂枝的這個組合，跟各自單獨使用的狀況相比，相乘效果能發揮非常強力的發汗作用。關於這一點，葛根湯跟小青龍湯（後述）也能看出類似的效果。

像桂枝與麻黃這樣，組合具有相乘作用的生藥就稱為藥對。以前面提過的生藥為例，有像是芍藥＋甘草（抑制肌肉痙攣）或是乾薑＋附子（超強溫熱作用）等，其他還有各式各樣的處方。順帶一提，桂枝湯中出現的「桂枝＋芍藥」則是以桂枝促使人體發汗，再以芍藥當作剎車作用的藥對組合。

## 第13條　太陽與陽明合病者，必自下利，葛根湯主之。

（意譯）

第13條　太陽病與陽明病的合病時，病人必定自然有下痢症狀出現。此時適合葛根湯。

這裡是《傷寒論》中第一次出現「陽明病」這個名稱，不但不給任何定義，而且是突然就出現。之後我們會再詳細說明陽明病（第42條），但是如同第10與11條中提到，陽明病是因為身體過熱失去水分而引起便祕的狀態。太陽病則是脈浮、頭項強痛、而惡寒（第1條）。

再者，「合病」這個新名詞在這裡也是第一次出現。單讀這個條文，一定是不明就裡。那麼，究竟什麼是「合病」呢？

在漢方醫學中，「合病」與另一個「併病」的區別是相當困難卻很受重視的。而且這兩者的定義經常造成漢方醫學界的論戰。定義雖然困難，但我認為，在最初階段就加以分門別類，即使不理解，到了臨床上還是夠用的，在這裡，我大略跟各位說明一下大多數人所認定的定義。

**①合病**

如同太陽病與陽明病一般，疾病剛好橫跨在兩種以上的階段上，而且還是同時發病。

**②併病**

如同太陽病與陽明病一般，疾病橫跨在兩種以上階段上，但與合病不同的是，並不是同時發病，症狀的出現有時間差。再者，疾病發生在兩種以上階段卻不是「同時」發生，而是以太陽病→陽明病→……等順序「逐一發生」，就只是傷寒而已。

另外，所謂的「自下痢」，因為是「自」，所以不是靠投藥，也就是不是靠下痢藥劑所造成的結果。即，下痢是沒有外力介入的結果。但是，因為這裡所說的是太陽病與陽明病的合病，所以是兩種疾病階段的症狀同時發生且同時存在的，但是太陽病相關條文中，至此並未出現過「自下痢」的敘述。另外，原本應該是要便祕（參考第12條　調胃承氣湯）的陽明病，卻出現「自下痢」，又是怎麼一回事呢？簡單來說，就是「自下痢」並不是太陽病獨特的症狀，也不是陽明病的症狀，是因為兩者合病才出現的症狀。我想，可能是康治本《傷寒論》的編輯者在看到既不屬於太陽病也不屬於陽明病，病患卻必定會「自下痢」的疾病時，曾經苦惱於不知如何分類，最終只好將這個階段的疾病分類進合病的結果。

我猜想有這樣的可能：當病人本該發汗，卻以「自下痢」取而代之，而出現了這個「自動性排除病邪機制」。原本在這個階段，使用葛根湯促使病人發汗，是基於將病邪從表排除的說法，但是既然病患身體已經自己以下痢的方式將病邪排出體外了，還需要再使用葛根湯促使病患發汗嗎？倒不如乾脆讓病患就這麼持續拉肚子，也算是自然治癒，不是嗎？

這一條條文的真正含意，我現在仍無法理解。但是，實際在臨床上，我常可遇見因為感冒而下痢的人，開了葛根湯給病患服用後，症狀都能緩解。

**第14條　太陽與陽明合病，不下利但嘔者，葛根加半夏湯主之。**

（意譯）

第14條　太陽病與陽明病的合病，原本一定會出現自然下痢的症狀，病人卻沒有出現下痢症狀，反而只有嘔吐時，適合葛根加半夏湯。

太陽與陽明的合病時，原本應該一定要出現下痢症狀，結果卻沒出現下痢症狀，病人反而開始嘔吐。原本「自下痢」是在太陽病與陽明病的合病定義中，一旦病人沒有出現「自下痢」症狀，就不該算是太陽病與陽明病的合病。然而此時卻會出現這樣的病人。反正世界上不論任何事，總會出現例外，所以，這一條是太陽病與陽明病合病的例外。當出現這樣的例外狀況，就適合以葛根湯加半夏型態的葛根加半夏湯給病人服用。

**葛根四兩、麻黃三兩去節、桂枝二兩去皮、芍藥二兩、甘草二兩炙、大棗十二枚擘、生薑三兩切、半夏半升洗。右八味，以水一斗，先煮葛根麻黃，減二升，去白沫，內諸藥，煮取三升，去滓，溫**

服一升。

（葛根加半夏湯的煎煮法）

準備葛根四兩、去掉節段的麻黃三兩、去皮的桂枝二兩、芍藥二兩、蜜炙過的甘草二兩、剝開的大棗十二顆、切成片的生薑三兩、洗好的半夏半升，共八味生藥。在一斗的水中，先放入葛根與麻黃煮。等鍋中的水減少二升，變成八升時，撈除白色浮沫，再依序加入剩餘生藥，繼續煎煮至鍋中剩下三升的水量，濾除藥渣，每次溫溫地服用一升。

葛根湯加半夏，這個多出來的半夏讓人想到是用於治療嘔吐的，但是等一下，一旦病患不出現「自下痢」這個症狀，那麼讓病邪從身體內排出的方法就剩下發汗、嘔吐或下痢（汗吐下），但是此時使用半夏，不是反而讓病邪繼續留在體內嗎？亦或是，當用半夏停止了病人的嘔吐，就要全靠葛根湯讓病人發汗嗎？我想不明白。

到底第13、14條想表達什麼，我還沒搞清楚，但是，無論是哪種一種病態，在實際臨床上都會遭遇到。在康治本《傷寒論》裡，最終還是把無法歸類於太陽病跟陽明病的病態全都收錄在「合病」裡，並提供了治療方法，這樣想來，我總算稍稍能接受這樣的安排。

關於合病，會在之後的第40條跟第47條中各別討論太陽＋少陽合病、太陽＋陽明＋少陽合病，

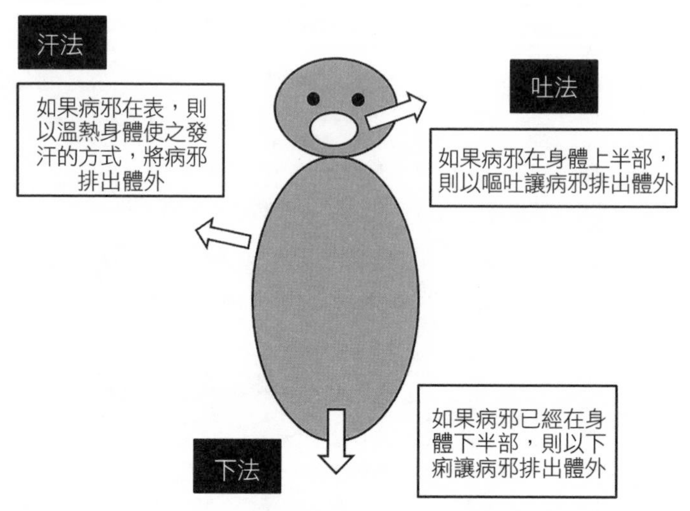


我們到時再一起來思考。

至此已經介紹了十四條條文，其中有三個可疑的點。通常在讀《傷寒論》時，總會出現感到疑惑的地方，或是感到不統一之處。如果老想著要立刻一一找出解答，那會沒完沒了，所以，我想把焦點擺在臨床上究竟適不適用這一點來繼續為大家解說。

**第15條　太陽病，頭痛、發熱、身疼腰痛、骨節疼痛、惡風無汗，而喘者，麻黃湯主之。**

（意譯）

第15條　太陽病，頭痛且發熱，身體的肌肉與腰部感到疼痛，關節也感到疼痛，且微微發抖地感到寒氣襲身，但沒有出汗，再加上呼吸時，胸部咻咻地發喘，此時適合麻黃湯。

只要把這個條文跟之前曾出現的幾條條文相對照，就能理解清楚。

**第2條　太陽病，發熱汗出惡風、脈緩者，名為中風。**

**第3條　太陽病，或已發熱，或未發熱，必惡寒體痛、嘔逆、脈陰陽俱緊者，名曰傷寒。**

**第5條　太陽病，頭痛、發熱、汗出惡風者，桂枝湯主之。**

再重新看一次這一條條文內容，開頭的「太陽病，頭痛、發熱」與第5條（桂枝湯）是共通的，後面加上汗出、惡風，就是桂枝湯證，但是如果是惡風卻不出汗時，則屬本條的麻黃湯證。總的來說，本條條文跟第5條是成對的。

**麻黃三兩去節、桂枝二兩去皮、甘草二兩炙、杏仁七十箇去皮尖。右四味，以水九升，先煮麻黃、減二升、去上沫、內諸藥，煮取二升半，去滓，溫服八合。**

（麻黃湯的煎煮法）

準備去節後的麻黃三兩、去皮的桂枝二兩、蜜炙過的甘草二兩、去除尖端的杏仁七十個，共四味生藥。首先將麻黃放入九升的水中煮，直到水少去二升，變成七升時，撈去浮沫。再接著將剩餘的生藥一一放入鍋中煎煮，直到剩下二升半的水後，濾除藥渣，溫溫地服用八合。

病人屬於麻黃湯證時，身體會有肌肉或是關節的疼痛。這部分與第3條的「惡寒體痛」非常相似。如果以臨床上的症狀來區分，則如下表。

| 處方 | 症狀 | 脈 | 病名 | 構成生藥 |
|---|---|---|---|---|
| 桂枝湯 | 頭痛、發熱、汗出、惡風 | 浮緩 | 中風 | 桂枝、芍藥、大棗、生薑、甘草 |
| 麻黃湯 | 頭痛、發熱、無汗、惡風、體痛 | 浮 | ？ | 麻黃、桂枝、甘草、杏仁 |

有一說認為，所謂的惡風就是惡寒的輕微狀態，究竟是如何呢？雖然在康治本《傷寒論》裡，惡風與惡寒的分別非常重要，但是對初學者來說，在這個階段只要把兩者看成是「寒氣」就夠了。

從上面敘述得知，無論是桂枝湯還是麻黃湯都同樣可用於惡風狀態，然而，麻黃湯證的病人通常會陳述自己冷到發抖，而桂枝湯證的病人則不太會這麼強烈述說，因此，兩者所感覺寒氣的明顯差異在實際臨床上遭遇到時，應該就會非常清楚。

只不過，我認為麻黃湯證病人要比桂枝湯證病人的狀態來得更糟。不論是第5條（桂枝湯）或是第15條（麻黃湯）中都出現「惡風」，但卻分別是自汗出（桂枝湯）或是無汗（麻黃湯）的狀態。一般來說，是以下這樣的狀態：

①桂枝湯證＝自汗＝脈浮緩＝中風

②麻黃湯證＝無汗＝脈浮緊＝傷寒

然而，在康治本《傷寒論》裡卻沒有寫到這樣的癥狀。因此，上表中「脈」的那一項裡，只寫了「浮」。原因在於，太陽病就是脈浮（第1條中有定義）。在康治本《傷寒論》裡，連病名都沒有寫，所以我在上表中填了個「？」。

接下來看看宋本《傷寒論》怎麼說。

**（宋本第16辨可發汗病脈證並治）太陽病……脈浮弱者，當以汗解，宜桂枝湯。**

**（同）脈浮面緊……緊則為寒……寒則傷榮……可發其汗，宜麻黃湯。**

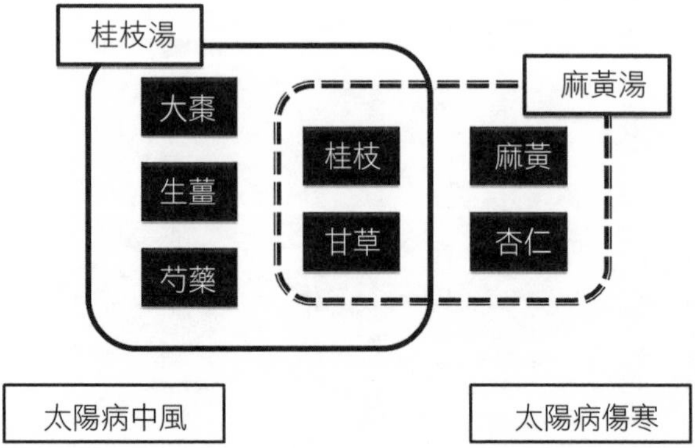

桂枝湯
大棗
生薑
芍藥
桂枝
甘草
麻黃湯
麻黃
杏仁
太陽病中風
太陽病傷寒

宋本《傷寒論》出現以上說法，就是①、②。我認為先這樣理解，臨床上並不會出現矛盾。

適用麻黃湯的病人，以現代醫學來說就是流感或是支氣管性氣喘、支氣管炎等病人，尤其指體溫急速上升並伴隨以上症狀者。此時，身體產熱機轉是以肌肉顫抖產熱，所以全身的骨骼肌肉會抖動，這正是惡寒。在漢方醫學中是這樣表現的：「寒邪附著於病人的體表」。我們可以想像成人體表面有寒邪時，並不會費功夫將寒邪往體內拉，再以吐或是下痢排除，而是將在體表的寒邪直接從體表排除即可。也就是說，此時，以發汗這個方法將寒邪排出最為合理。就經驗來說，就是使用麻黃＋桂枝這個組合最佳，之前特別介紹過的「藥對」，這一組最具代表性。葛根湯中也有出現這個藥對。我認為，麻黃＋桂枝最可以促進上圖所表示的非顫抖性產熱。

病人經常會主訴自己有關節疼痛症狀，此時正是使用麻黃湯的絕佳時機。麻黃湯證的病人通常會咳嗽，並且伴隨咻咻的氣喘聲。而病人這類的敘述恰好就是條文中所說的「喘」。實際上，即是由氣管的狹窄與痰所引起的，但是在《傷寒論》的年代，張仲景是當作熱與水合併所產生的症狀。

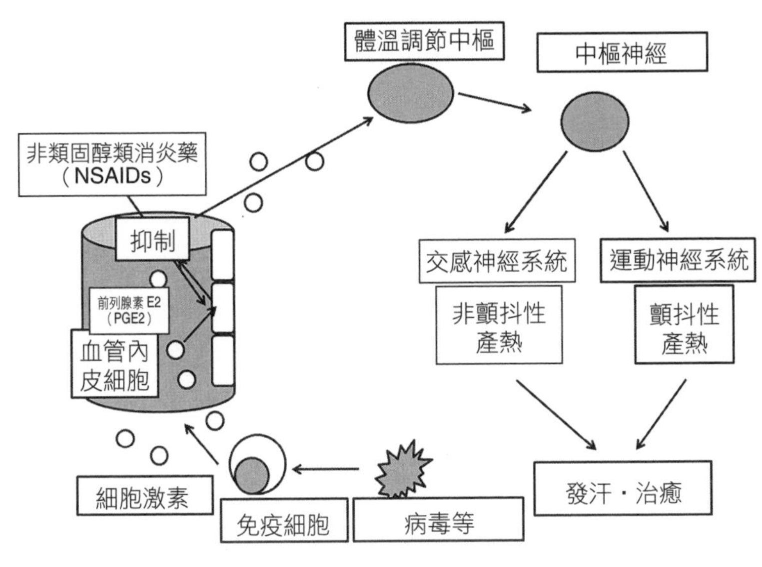


此時，杏仁就發生作用。不論是古時候或是現代醫學，「杏仁水」都被用來止咳。當然，還會搭配具有鎮咳去痰作用的麻黃鹼成分的麻黃與杏仁一起使用。這麼看來，杏仁是用來補強麻黃的作用的。不過，因為這是「麻黃」湯，所以麻黃絕對是主要成分。而從這裡可以看出，麻黃＋杏仁是能鎮咳去痰止喘的藥對。

仔細看麻黃湯會發現，它不同於桂枝湯或葛根湯，處方裡的生藥並沒有放入能保護胃腸的生薑與大棗。原因可能是麻黃湯不會引起病人的腸胃障礙，或可能是一般不會長時間讓病人一直喝麻黃湯，因為麻黃湯這帖處方只要讓病人喝個一、兩次就能治癒感冒。通常病人還在擔心麻黃湯傷腸胃時，就已經治好了感冒。也或許是因為麻黃湯裡含有甘草，足以保護腸胃吧。

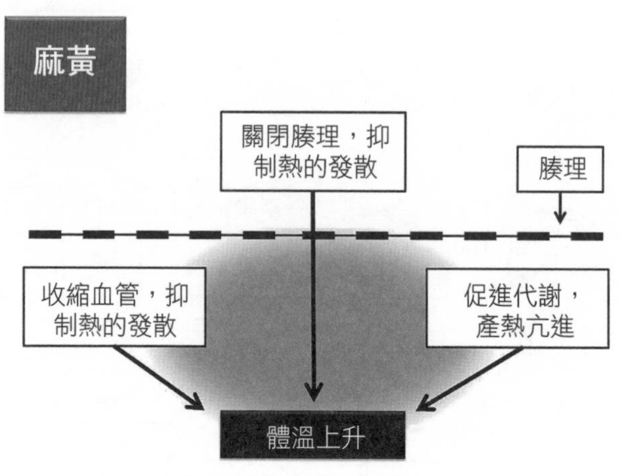
麻黃
關閉腠理，抑制熱的發散
腠理
收縮血管，抑制熱的發散
促進代謝，產熱亢進
體溫上升

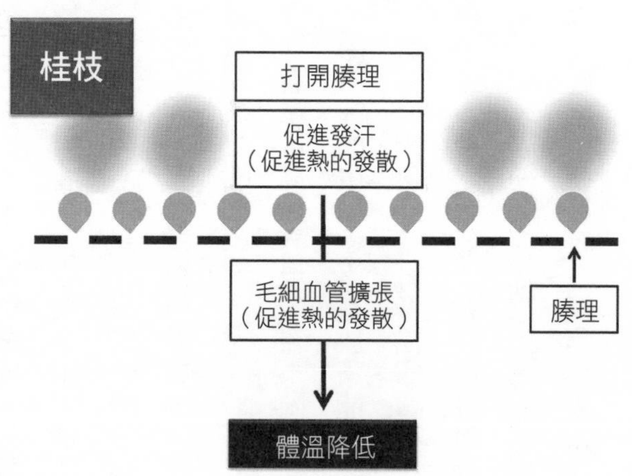
桂枝
打開腠理
促進發汗（促進熱的發散）
毛細血管擴張（促進熱的發散）
腠理
體溫降低

## （補）麻桂各半湯

麻桂各半湯並沒有出現在康治本《傷寒論》裡，而是出現在宋本《傷寒論》裡，而且是現在仍頻繁使用的處方，這裡特別介紹一下。

**（宋本第23條）太陽病，得之八九日，如瘧狀、發熱惡寒、熱多寒少、其人不嘔，清便欲自可，一日二三度發。脈微緩者、為欲癒也。脈微而惡寒者，此陰陽俱虛，不可更發汗，更下、更吐也。面色反有熱色者，未欲解也，以其不能得小汗出、身必癢，宜桂枝麻黃各半湯。**

（意譯）

宋本第23條　得太陽病，過八、九日後，病人出現如瘧疾般的發熱惡寒症狀，發熱多而惡寒少。病人沒有出現嘔吐症狀，大便正常，一天發作兩、三次。如果病人此時的脈象弱而緩，表示身體正在好轉；如果脈弱且惡寒，表示體內與體外都很虛弱，此時不可再讓病人發汗、瀉下或嘔吐。觀察病人臉色，如果還有熱，表示沒有好轉徵兆。不但身體沒有出汗，且一定會發癢。此時，適合桂枝麻黃各半湯（桂麻各半湯）。

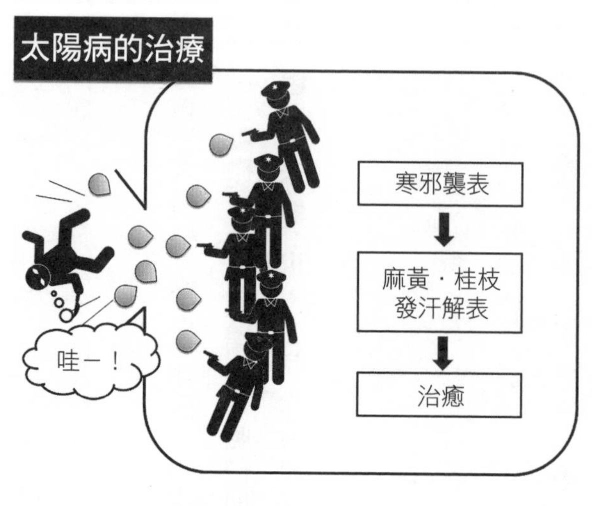


桂枝麻黃各半湯方

桂枝一兩十六銖（去皮）、芍藥、生薑（切）、甘草（炙）、麻黃（去節）各一兩、大棗四枚（擘）、杏仁二十四枚（湯浸、去皮尖及兩仁者）。右七味，以水五升，先煮麻黃一二沸、去上沫、內諸藥，煮取一升八合，去滓。溫服六合。本云桂枝湯三合、麻黃湯三合，併為六合，頓服。將息如上法。

（桂枝麻黃各半湯的煎煮法）

準備去皮的桂枝一兩十六銖，以及芍藥、切片的生薑、蜜炙過的甘草、去節的麻黃各一兩、剝開的大棗四個、泡水後去皮與尖端的杏仁二十四個，共七味藥材。首先將麻黃放入五升的水中，煮滾一到兩次。撈去

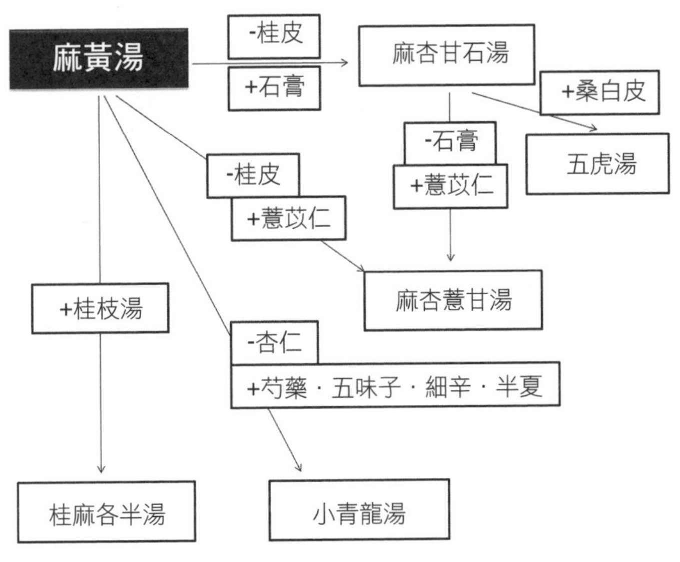


浮沫後，再將其餘藥材放入繼續煎煮，直到鍋中剩下一升八合的水量後，濾除藥渣，每次溫溫服用六合。原本是一次喝下桂枝湯三合與麻黃湯三合，之後再依照之前桂枝湯的服用指示服用即可。

※宋本《傷寒論》第12條的「桂枝湯」除了寫有「服藥後，啜熱稀粥，蓋被子一陣子等身體發汗。注意不要發汗過度。」也寫了關於追加服用的指示，以及飲食相關注意事項。

## 第16條　太陽中風、脈浮緊、發熱惡寒、身疼痛、不汗出，而煩燥者、青龍湯主之。

（意譯）

第16條　太陽的中風，脈浮緊、發熱惡寒、身體疼痛、汗流不出來、胸腔非常不舒服，此時，適合青龍湯。

這個條文的內容直到「～不汗出」都跟前一條的麻黃湯證極為相像。

只不過，在中風時應該是脈緩（第2條）、傷寒時應該是脈緊（第3條），在本條文卻變成「中風且脈浮緊」，這究竟是怎麼一回事？第15條寫著「發熱惡風」，本條文卻是「發熱惡寒」，又是為什麼？另外，或許各位讀者中會有人感到疑惑，「不汗出」與「無汗」究竟有何差別？

麻黃六兩去節、桂枝二兩去皮、甘草二兩炙、杏仁四十箇去皮尖、生薑三兩切、大棗十二枚擘、石膏如雞子大碎。右七味，以水九升先煮麻黃，減二升，去上沫，內諸藥煮，取三升，去滓，溫服一升。

（青龍湯的煎煮法）

準備去節的麻黃六兩、去皮的桂枝二兩、蜜炙過的甘草二兩、去皮與尖端的杏仁四十個、切片的生薑三兩、十二個剝開的大棗、敲碎雞蛋大的石膏，共七味藥材。先把麻黃放入九升的水中煮，直到鍋中的水剩下七升後，撈去浮沫。再將剩餘生藥全數放入，煮至鍋中剩下三升的水後，濾除藥渣，溫溫地服用一升。

| 處方 | 症狀 | 脈 | 病名 | 構成生藥 |
| --- | --- | --- | --- | --- |
| 麻黃湯（前條） | 太陽病、頭痛發熱、身疼腰痛、骨節疼痛、惡風無汗、而喘 | 浮（緊） | ？ | 麻黃三兩、桂枝二兩、甘草二兩、杏仁七十個 |
| 青龍湯（本條） | 太陽中風、發熱惡寒、身疼痛、不汗出、而煩躁（本條） | 浮緊 | 中風 | 麻黃六兩、桂枝二兩、杏仁四十個、生薑三兩、大棗十二枚、石膏雞卵大 |

青龍湯與麻黃湯的差別，從症狀面來看，麻黃湯是「喘」，青龍湯是「煩躁」。從兩帖處方的構成生藥來看，則是青龍湯裡的麻黃用量是麻黃湯的兩倍，杏仁則相反，青龍湯是麻黃湯的一半，另外又多了石膏、大棗跟生薑。

麻黃湯裡的「無汗」是指，在給病人服用發汗劑之前的自然狀態是沒有流汗的，因此，只要給予發汗劑的麻黃湯就能讓病人發汗，治癒感冒。然而，對於麻黃湯證的病人給予麻黃湯發汗，卻仍舊不出汗的狀態，就是「不汗出」。青龍湯證反而比麻黃湯證還要嚴重。青龍湯證病人的身體試圖要啟動發汗機制，拚了命地引起肌肉顫抖，所以寒氣（惡寒）的症狀要比麻黃湯證（惡風）嚴重。

然而，據條文說，青龍湯證是屬於「中風」。這裡有點奇怪。第69頁提到，「桂枝湯證＝自汗＝脈浮緩＝中風，麻黃湯證＝無汗＝脈浮緊＝傷寒」。既然如此，為何比麻黃湯證還要嚴重的青龍湯證只是中風呢？我自己不是很清楚，但這本書《康治本傷寒論研究》（「康治本傷寒論の研究」，長沢元夫著，健友館）做了以下說明。

①太陽病，且從身體的背部開始發展者＝「傷寒系列」

桂枝湯→桂枝加葛根湯→葛根湯→葛根湯（合病）

②太陽病，且從身體的腹部開始發展者＝「中風系列」

桂枝湯→麻黃湯→青龍湯

如此說明，就不難理解中風與傷寒這兩個詞的意思。只是我認為，實際臨床上不需要這般探究。

閱讀至此，各位是否能理解「不汗出」與「無汗」、「惡風」與「惡寒」的差別了呢？青龍湯與麻黃湯相比，是用了「兩倍麻黃」加上桂枝，使病人大量發汗，同時也使用了大量石膏（白虎加人參湯也是（第10條）」，試圖冷卻體內的熱能。我想是因為用了大量石膏，擔心會傷了腸胃，所以才加上大棗與生薑保護腸胃。

然而，青龍湯這個名稱的處方，現今已經消失。目前有的是宋本與康平本的大青龍湯與小青龍湯。從這兩個處方的構成生藥來看，康治本的青龍湯就是宋本第38條的大青龍湯（容我省略引用條文）。而常見的小青龍湯，構成生藥也跟大青龍湯大不相同。當然，使用大青龍湯與小青龍湯的時機本身就有差別。在此，讓我順帶介紹一下宋本小青龍湯的條文。

（宋本第40條）傷寒表不解，心下有水氣，乾嘔，發熱而咳，或渴，或利，或噎，或小便不利，少腹滿，或喘者，小青龍湯主之。

小青龍湯方

麻黃（去節）、芍藥、細辛、乾薑、甘草（炙）、桂枝（去皮）各三兩、五味子半升、半夏半升（洗）。

右八味，以水一斗，先煮麻黃減二升，去上沫，內諸藥，煮取三升，去滓。溫服一升。若渴，去半夏、加栝樓根三兩。若微利，去麻黃、加芫花、如一雞子，熬令赤色。若噎者，去麻黃、加附子一枚，炮。若小便不利、少腹滿者，去麻黃、加茯苓四兩。若喘，去麻黃、加杏仁半升、去皮尖。且芫花不治利、麻黃主喘，今此語反之，疑非仲景意。

（意譯）

宋本第40條　病人罹患傷寒，表邪沒有治好，感覺心下部有水、乾嘔、發熱咳嗽、口渴、下痢、老是噎到、尿不出來、下腹部膨脹、喘鳴等，如果有以上症狀，適合小青龍湯。

（小青龍湯的煎煮法）

準備去節的麻黃、芍藥、細辛、乾薑、蜜炙過的甘草、去皮的桂枝各三兩、五味子半升、洗過的半夏半升，共八味生藥。首先，將麻黃放入一斗的水中煮。煮至鍋中的水減少二升後，撈除浮沫。接著再將剩餘的生藥放入繼續煮，直到鍋中剩下三升的水後，濾除藥渣，溫溫地服用一升。

如果病人有口渴症狀，要去掉半夏，加入栝樓根三兩；如果是些微下痢，則去掉麻黃，加入雞蛋大小的芫花，煮到湯水變紅；如果病人有噎到現象，則除去麻黃，改加入火炮過的附子一枚；如果病人是尿不出來且下腹部膨脹，則除去麻黃，改加入四兩的茯苓；如果病人有喘鳴聲，則去麻黃，加入去皮與尖端的杏仁半升。

芫花無法治療下痢、麻黃主要治喘，但前面的敘述剛好與此原則相反，我懷疑小青龍湯煎煮法這項並非仲景本人的意思。

（宋本第41條）傷寒、心下有水氣、咳而微喘、發熱不渴，服湯已渴者，此寒去欲解也，小青龍湯主之。

（意譯）
宋本第41條　病人罹患傷寒，感覺心下部有水，咳嗽且伴隨些微喘鳴聲，有發熱、不會口渴。服用桂枝湯後，開始感覺口渴時，表示寒邪快要去盡，此時適合小青龍湯。

這則條文就算不特別翻譯好像也看得懂，小青龍湯似乎是適合給因為傷寒而心下部有水、發熱且咳嗽到有喘鳴聲的病人。但是，這跟大青龍湯證又有什麼差別呢？

| 處方 | 構成生藥 | 症狀的主要差別 | 意思 |
| --- | --- | --- | --- |
| 大青龍湯 | 麻黃六兩、桂枝二兩、甘草二兩、杏仁四十個、生薑三兩、大棗十二枚、石膏雞蛋大 | 身體疼痛、不汗出、煩躁 | 體表有寒、體內有熱鬱住 |
| 小青龍湯 | 麻黃三兩、桂枝三兩、甘草三兩、芍藥三兩、細辛三兩、乾薑三兩、五味子半升、半夏半升 | 發熱、咳、喘 | 體表有寒、體內有寒＋水 |

大青龍湯這個處方裡有大量的石膏。石膏這個生藥能冷卻體內的熱。另一方面，小青龍湯中的細辛、乾薑，是溫暖身體用的。半夏，就如同葛根加半夏湯中半夏的作用，是適合用來治療嘔吐的生藥。在這則條文裡，半夏用來抑制咳嗽或嘔吐等原本應該要往下降卻反而向上逆行的症狀，跟杏仁的止咳作用很類似。

如目前為止我所解釋的，大青龍湯與小青龍湯的決定性差異就在於——是要冷卻身體內部或是溫暖身體內部。另外，麻黃＋桂枝的藥對在這兩個處方裡都有，因為都有使身體發汗的功效。

順帶一提，濃縮科學中藥沒有大青龍湯。雖然可以用越婢加朮湯的科學中藥＋麻黃湯的科學中藥來取代，但是由於大青龍湯的病態幾乎已經是肺炎狀態，所以與其使用漢方藥治療，不如選用適當的抗菌藥物比較好。

那麼，所謂的「青龍」究竟是什麼呢？這麼說來，先前已經出現過的白虎加人參湯這個處方裡的「白虎」又是什麼呢？其實，「青龍」與「白虎」都不是生藥名稱，而是中國神話中的神獸。青龍主掌東方，而白虎主掌西方。中國大陸的東邊濕氣濃重，青龍湯中有青綠色的麻黃，可以讓病人如落雨般發汗；而中國大陸的西邊則非常乾燥，白虎（加人參）湯中有白色的石膏，具滋潤功效；主掌中國大陸北邊的是玄武神，現今的真武湯就是得名自玄武（據說原本是叫做「玄武湯」）；主掌中國大陸南邊的神獸是朱雀，雖然沒有「朱雀湯」，但據稱，「十棗湯」可能就是朱雀湯的代替處方。漢方醫學中有很多處方的名稱由來頗有趣味，有興趣的人可以試著查查看。

## 第17條　傷寒、脈浮緩、身不疼，但重，乍有輕時，無少陰證者，青龍湯發之。

（意譯）
第17條　病人罹患傷寒，脈浮緩，身體沒有疼痛，只有感到身體沉重，有時感覺症狀輕微，如果不是少陰證，則適合以青龍湯發汗。

在前面一條裡，我已經說明完（大）青龍湯的正統使用方法，也就是（大）青龍湯證，接著，我要跟各位說說其他的使用方法。至於條文裡的「沒有疼痛感，只感到身體很沉重」這個狀態，則與之後要談的少陰病有些類似。只不過，因為這裡是脈浮緩，因此就算是少陰病，也不是單純的少陰病，而是還留有表證，也就是還有太陽病未解的少陰病。

少陰病的特色是脈非常微弱，病人通常會昏沉想睡、意識不清且體力低落，所以一般醫師在治療時絕對不敢使用消耗體力的發汗法。即使是看起來很類似少陰病的狀態，只要還有太陽證，而且確定絕對不是少陰病時，就用（大）青龍湯讓病人發汗，也就是條文裡說的「發之」，而不是「主之」。

但是，如果是要讓病人發汗，原本應該是要用桂枝湯或是麻黃湯，為什麼這裡會用（大）青龍湯呢？答案的提示在之前的大．小青龍湯比較裡。主要是此時病人體內有水分滯留，因此感到身體沉重。那麼，該如何把水從體內逼出呢？既然水分在體表，就使用發汗法讓病人流汗排水。在這裡，也可以使用小青龍湯。

**第18條　發汗，若下之後，晝日煩燥，不得眠，夜而安靜，不嘔、不渴、脈沉微、身無大熱者，乾薑附子湯主之。**

（意譯）

第18條　病人因為太陽病而發汗，或是醫師誤治使病人瀉下後，變得白天時感到胸部非常苦悶無法睡眠，伴隨嘔吐或是口渴症狀，但是到了晚上卻反而變得安穩，不嘔吐，也不會口渴。脈象沉微、身體不太感到熱時，適合使用乾薑附子湯。

在這之前的條文曾出現過兩次「煩燥」。第一次是第11條，發汗後水分流失造成的煩燥，適合甘草乾薑湯；第二次是第16條，由於熱鬱積於體內而造成煩燥時，適合青龍湯。

但是，這一條條文裡的病人狀況並不是一整天都感到煩燥，而是有固定的時間帶，尤其白天時最為煩燥，但是一到晚上就能安穩下來。順帶一提，在「陰陽說」裡是把白天看做是陽，夜晚看做是陰。白天時，熱氣正盛，夜晚時沉穩下來是再自然也不過的。那麼這一則條文到底在說什麼呢？

首先，把脈發現脈象沉微，這就表示既不是太陽病，也不是陽明病或少陽病這三種陽病的脈，而是陰病（太陰病、少陰病、厥陰病）的脈象。而且身體裡也沒有那麼多的熱。因此，從這個脈象可以看出，病人是三種陰病之一。但是既然不是陽病，那麼就絕對不可以讓病人發汗。如果讓病人發汗，就變成第11條甘草乾薑湯的例子。

乾薑一兩半、附子一枚生用去皮破八片。右二味、以水三升煮、取一升二合、分溫服、再服。

（甘草乾薑湯的煎煮法）

準備一兩半乾薑，一枚去皮後切成八塊的附子。將以上兩味生藥放入三升的水中煮。煮到鍋中的水剩下一升二合後，濾除藥渣，分成兩份，每次溫溫地服用。

那麼，究竟為什麼在這則條文中，不給甘草乾薑湯（甘草四兩、乾薑三兩），而給乾薑附子湯（乾薑＋附子）呢？四逆湯（甘草二兩、乾薑一兩半、生附子一枚，第11條&第62條）不是也很可以嗎？在最小必要限度的意義上來說，或許正是因為不需要四逆湯方裡的甘草（去除急症），才調整成乾薑附子湯。而且甘草乾薑湯方裡沒有附子，治療陰病最好要有附子（參考第7條的桂枝加附子湯），所以最後才收斂成乾薑附子湯。

至此，我們思考了各種可能，各位應該能大致掌握乾薑、甘草跟附子這三味生藥的作用了。

乾薑雖然是薑，但是跟生薑不同。將生薑放在太陽下曝曬、乾燥後就變成乾生薑。現在所謂的薑，一般是指這個。而將乾生薑經過蒸與曬乾的過程，得到的就是乾薑。在蒸與曬的過程中，乾生薑裡含有的化合物會起化學變化，所以生藥的作用連帶也產生了變化。各位最好將乾生薑與乾薑看成是兩種完全不同的生藥。

**第19條　發汗後，汗出而喘、無大熱者，麻黃杏仁甘草石膏湯主之。**

（意譯）
讓太陽病的病人發汗後，汗流了出來，病人卻開始喘鳴，雖然有熱但沒那麼嚴重，此時適合麻黃杏仁甘草石膏湯。

應對太陽病，常用的手法就是發汗。但是這一條文在宋本《傷寒論》裡卻是以下這樣：

**（宋本第63條）發汗後，不可更行桂枝湯，汗出而喘、無大熱者，麻黃杏仁甘草石膏湯主之。**

不同之處就在「讓病人發汗後，不能再給病人服用桂枝湯」。試著把康治本《傷寒論》中當作發汗劑使用的桂枝湯概念放進來思考。既然已經讓病人發汗卻沒有治療好，而且病人還有喘鳴症狀，這裡沒有寫到惡寒，想來應該是沒有了。也就是說，表邪已經消除，體內卻還有少少的熱殘留，所以可以確定的是，邪已經進到裏（身體裡）了。這個時候，麻黃杏仁甘草石膏湯（麻黃・杏仁・甘草・石膏）最適合。然後，依據組成這個處方的生藥順序，取其第一個字，於是就命名為「麻杏甘石湯」。

**麻黃四兩去節、杏仁五十枚去皮尖、甘草二兩炙、石膏半斤碎綿裹。右四味，以水九升，先煮麻黃，減二升，去上沫，內諸藥，煮取二升，去滓，溫服一升。**

（麻黃甘草杏仁石膏湯的煎煮法）

準備去節的麻黃四兩、蜜炙過的甘草二兩、去皮與尖端的杏仁五十個（註：康治本中寫著「脫落」？）、用綿布包裹著的半斤碎石膏，以上共四味生藥。首先將麻黃放入九升的水中煮，直到減少二升，鍋中剩下七升的水，撈除浮沫。接著把剩下的生藥都放入一起煮，直到鍋中剩下二升的水，濾除藥渣，溫溫地服用一升。

裏（體內）有熱與喘（也就是水），所以怎麼看都應該適合吃青龍湯（第16條），結果卻不是。青龍湯的條文中寫到了「煩燥」，這個煩燥也屬於裏熱，所以用石膏加以冷卻，但青龍湯證有表邪，所以使用桂枝＋麻黃。而本條文中的表邪已經用發汗排除了，因此不使用桂枝＋麻黃。不過又不是兩者都不使用，因為病人有喘，所以改用麻黃＋杏仁這個排水的藥對。從結果來看，麻黃又留下了，但是從經驗上可以知道，麻黃如果不與桂枝同用，就不具有那麼強的發汗作用，因此無妨。

| 處方 | 症狀 | 構成生藥 |
|---|---|---|
| 麻黃湯（第15條） | 頭痛發熱、疼痛、惡風無汗、喘 | 麻黃三兩、桂枝二兩、甘草二兩、杏仁七十個 |
| 青龍湯（第16條） | 發熱惡寒、疼痛、不汗出、煩燥 | 麻黃六兩、桂枝二兩、甘草二兩、杏仁四十個、生薑三兩、大棗十二枚、石膏雞蛋大（碎） |
| 麻杏甘石湯（本條文） | 發汗後、汗出而喘、無大熱 | 麻黃四兩、杏仁五十個、甘草二兩、石膏半斤（碎） |

麻黃湯與麻杏甘石湯的內容差異，只在於桂枝與石膏而已（分量多少也有不同），我腦袋裡能自然浮現出兩者的差異，就在於麻黃湯→桂枝＝有表寒，而麻杏甘石湯→石膏＝有裏熱。

石膏是一種礦物生藥，主成分為硫酸鈣（$CaSO_4 \cdot 2H_2O$）。然而，有藥效的成分似乎並不是硫酸鈣，而是夾雜其中的其他微量化合物，但究竟是什麼，至今仍是個謎。由於有效成分微乎其微，為了用水煎煮後能有藥效，因而需要使用大量的石膏，用量大的原因就在此。條文中雖說麻杏甘石湯的石膏使用「半斤」，但度量衡會隨時代改變，有一說是現今中國的二五〇克（一斤＝一〇兩＝

五〇〇克）在《傷寒論》著作的年代約是更少的一〇〇克（當時一斤＝十六兩≒二二〇～二五〇克），總之就是現在的分量比以前要來得多。而青龍湯裡的雞蛋大石膏，則應該有五〇克。無論哪個處方都要先敲碎石膏再煎煮，用意應該是增加石膏與水接觸的面積，以促進化合物的溶出。這應該不難想像，因為絕不會是由於一整顆石膏的體積太大，放不進鍋子裡。

如果用「五臟論」（肝・心・脾・肺・腎）來看麻杏甘石湯，就是冷卻「肺」的熱以治療喘鳴跟咳嗽的處方。在漢方醫學中，所謂的肺並不只是現代醫學所指的 **lung**（肺）。其他的 **trachea**（氣管）、**nose**（鼻子）、**skin**（皮膚）等也都包含在漢方醫學所指的肺中。因此，在漢方醫學裡說到肺熱就是指以上這些器官裡的熱，所以麻杏甘石湯並不單只用於肺炎或支氣管炎，也能用在治療鼻炎及皮膚炎上。辯證重點在於，病人體內有沒有膿性痰或膿性鼻水等膿性分泌物。請把膿性＝有熱、水性＝有寒先記起來。比方說，黃色鼻涕適合吃麻杏甘石湯、透明鼻涕則適合吃小青龍湯。

## 第20條　發汗後，臍下悸，欲作奔豚者，茯苓桂枝甘草大棗湯主之。

（意譯）

第20條　讓太陽病病人發汗後，病人感覺肚臍下方有跳動感，甚至感覺幾乎要跳到胸口上來。此時，適合給予茯苓桂枝甘草大棗湯。

首先，所謂的「臍下悸」就如同字面所說，指肚臍下方有跳動感。而「奔豚」是指出現在《金匱要略》裡「奔豚病」的名稱，確切來說，是指從身體下腹部開始到胸腔至喉頭，有一股氣往上衝的感覺。若以現代醫學來形容，就是相當於恐慌症、心律不整發作的情況。

那麼，與這個條文相類似的狀態，曾經出現在第8條條文中，對太陽病病人使用下法之後，排泄掉了原本在身體下方的「陰」，所以使得原本受到制衡的「正氣」一股腦兒地試圖往上衝，這稱為「氣的上升（上衝）」。第8條條文是使用桂枝去芍藥湯（桂枝三兩、甘草二兩、大棗十二枚、生薑三兩）處理，但是本條文則是以茯苓桂枝甘草大棗湯（茯苓半斤、桂枝三兩、甘草二兩、大棗十二枚）來處理。從這兩則條文來看，桂枝三兩跟甘草二兩是共通的，且都是用來抑制氣的上升。而茯苓曾出現在第9條的桂枝去桂加白朮茯苓湯（芍藥三兩、甘草二兩炙、生薑三兩、大棗十二枚、白朮三兩、茯苓三兩）中，是破開心下部的水的生藥。如此看來，本條文中，氣不只從下腹部上升上來，心下部也有水淤積，或許就是這個水讓症狀變得很激烈。只使用抑制氣的上升的藥對「桂枝＋甘草」是不夠的。此時就需要再加上一味茯苓。

**茯苓半斤、桂枝三兩去皮、甘草二兩炙、大棗十五枚擘。右四味，以甘瀾水一斗，先煮茯苓，減二升，內諸藥，煮取三升，去滓，溫服一升。**

（茯苓桂枝甘草大棗湯的煎煮法）

準備好以下四味生藥：茯苓半斤、去皮的桂枝三兩、蜜炙過的甘草二兩、剝開的大棗十五個。再準備一斗的甘瀾水，首先放入茯苓煮，待水減少二升，鍋中剩下八升的水時，再將剩下的生藥一一放入，再煮到鍋中剩下三升的水後，濾除藥渣，溫溫地服用一升。

這裡令人疑惑的是，茯苓桂枝甘草大棗湯要用「甘瀾水」煎煮，卻沒有說明究竟什麼是甘瀾水。宋本《傷寒論》裡寫道：「將水放入大盆中，用湯勺撈取盆裡的水，再倒回水中，使水起泡，不斷重複這個動作後所得到的水」。讀到這裡，讓我想起草津溫泉的「湯揉表演※」，但那是為了讓高溫泉水降溫的方式。而據說甘瀾水的這個做法則是為了讓水質變得柔和，只不過，撈水倒下使之起泡的方式，怎麼想也不可能會產生化學變化。於是有人說，那只是一種施法術的做法。在整本《傷寒論》中，甘瀾水只出現在這一條文中。我覺得，我們只要用一般的水來煎煮這個處方就好。

## 第21條　發汗若下之後、心下逆滿、氣上衝胸、起則頭眩者，茯苓桂枝甘草白朮湯主之。

（意譯）

第21條　如果使病人發汗或下痢後，病人感覺身體下方有東西堵住且胃部附近有沉重感，甚至感覺有一股氣由下往上衝到胸部，站著時感到頭暈。此時適合茯苓桂枝甘草白朮湯。

前一條條文中寫道，從肚臍下有一股氣升起的狀態，但這一條提到的是，實際上已經有一股氣產生，並且衝到了胸部，甚至到了頭部的狀態。因為氣衝到頭，所以病人會感到目眩、頭暈，但是這個頭暈又不是那股上升的氣，那麼究竟是什麼呢？

前一條的茯苓桂枝甘草大棗湯與本條的茯苓桂枝白朮甘草湯（＝現在的「苓桂朮甘湯」：茯苓四兩、桂枝三兩、白朮二兩、甘草二兩）的差別只在大棗與白朮的不同（但是後者的茯苓較少）。白朮就如同第9條的桂枝去桂加白朮茯苓湯一樣，與茯苓共同將心下部的「水」撇開。思考到這一點，就會知道苓桂朮甘湯掌控心下部的水的力道應該要比茯苓桂枝甘草大棗湯還要強。茯苓桂枝甘草大棗湯那個條文可以看到的「氣的上升＋心下的水」，在本條中，氣更一口氣往上衝，讓水被推

※註：日本草津溫泉的源泉溫度在51度～94度之間，因為溫度太高，人們無法直接下水，所以業者採用一種叫「湯揉」的方法，試圖以不用加水的方式讓水溫下降。湯揉時是使用寬30公分長180公分的木板，在湯池的兩邊各站數人，邊唱歌邊有節奏地攪動溫泉水使水溫下降。

到頭部去，病人因此出現頭暈的症狀。此時，白朮就能發揮效用。

**茯苓四兩、桂枝三兩去皮、白朮二兩、甘草二兩炙。右四味，以水一斗煮，取三升，去滓。溫服一升。**

（茯苓桂枝白朮甘草湯的煎煮法）

準備茯苓四兩、去皮的桂枝三兩、白朮二兩、蜜炙的甘草二兩。將以上四味生藥一起放入一斗的水中煎煮。直到鍋中剩下三升的水後，濾除藥渣，溫溫地服用一升。

從剛剛看到現在，我想各位應該可以理解一件事，就是《傷寒論》中的處方是這樣組合的：從桂枝、芍藥、大棗、甘草、生薑、茯苓、白朮、附子等較少數的生藥中選出四到六種組成一個處方，然後再予以加減，做成另外的許多處方。也就是，只要改變某個處方中的其中一種生藥，處方的效果就會大大改變。因此我認為，學習時，唯有確實掌握每一種生藥的藥效，才算是扎扎實實的學會醫術。

接下來再回到茯苓桂枝甘草大棗湯（茯苓半斤、桂枝三兩、甘草二兩、大棗十五枚）上。與苓桂朮甘湯做個比較，我們可以推論出，這麼大量的大棗不是拿來去除心下的水，而可能是藉由安神作用來抑制恐慌症狀。實際上，對罹患失眠症的人開立大量大棗的處方，可以有助改善睡眠狀況。再來看看這裡使用了高達半斤（八兩）去除心下部的水的茯苓，難道也是具有安神作用嗎？若是這樣，苓桂朮甘湯中也應該要放入大量大棗才對，然而這就是《傷寒論》的特色。像是茯苓桂枝甘草大棗湯裡的甘瀾水，在苓桂朮甘湯裡就沒有。也就是說，由此可以證明，《傷寒論》是收集編纂已經成方的處方所寫成。

**第22條　發汗者下之後，煩躁者，茯苓四逆湯主之。**

（意譯）
第22條　使病人發汗或是下痢之後，病人胸部感到煩躁且非常苦悶時，適合茯苓四逆湯。

在宋本中，則是這樣：

**（宋本第69條）發汗若下之，病仍不解，煩燥者，茯苓四逆湯主之。**

宋本中多了「病人在發汗或是下痢之後，病還沒治癒」，所以條文是說，在發汗與下痢的正攻法後，結果仍舊失敗。「煩躁」這兩個字，我想大家應該已經很熟悉。在青龍湯（第16條）與乾薑附子湯（第18條）裡都有出現。這兩則條文分別是，陽（熱）積聚胸部所引起的病證與陰（水）減少所造成的陽上逆所引起的病證。然而，本條條文裡所說的煩躁則是起因於流汗或下痢所造成的陰（水）遺失而引起，所以可以說與乾薑附子湯很類似。

茯苓四逆湯（茯苓四兩、甘草二兩、乾薑一兩半、附子一枚生、人參二兩）則是四逆湯（第11條&第62條：甘草二兩、乾薑一兩半、附子一枚生）中，再加入茯苓與人參而成。四逆湯大約與「乾薑附子湯＋甘草」類似。

**茯苓四兩、甘草二兩炙、乾薑一兩半、附子一枚生用去皮破八片、人參二兩。右五味，以水三升，煮取一升二合，去滓，分溫再服。**

（茯苓四逆湯的煎煮法）

準備以下五味生藥：茯苓四兩、蜜炙過的甘草二兩、乾薑一兩半、去皮後碎成八片的生附子一個、人參二兩。將以上生藥全數放入水中煎煮，直到鍋中剩下一升二合的水後，濾除藥渣，分成兩份，溫溫地服用。

這麼看來，乾薑附子湯證（類型）的煩躁如果變得更嚴重時，應該是使用茯苓四逆湯吧。事實確實是如此。四逆是「四肢厥逆」的略稱，指熱無法從身體軀幹循環到手足末端，導致冰冷的狀態。此時，只有陽聚積於胸部，所以造成煩躁，身體其他部位則是冰冷的。因此，四逆湯中才會放入乾薑、附子等強烈熱藥。再加上附子是生的，有劇毒，若需要用劇毒來救命，應該已經是非常危險的疾病狀態。人參也是具有強效滋養強壯作用的藥物，在此則不需要能排除水的茯苓。這裡所謂的煩躁，或許是意識模糊，人已經陷入譫妄狀態，如此一來可以推論，茯苓是用來鎮靜的。我認為，如果要用到茯苓四逆湯，從現代醫學來看，應該已經是要進入加護病房急救的狀態。

四逆這兩個字，讓我想起了四逆湯與四逆散（柴胡、枳實、芍藥、甘草）這兩個全然不同的處方。後者是病人因為壓力而造成鬱悶，導致氣的流動變糟而四肢冰冷時使用，並不是像四逆湯證那樣，已經是全身都冰冷的狀態。

**第23條　發汗若下之後，反惡寒者虛也，芍藥甘草附子湯主之。但熱者實也，與調胃承氣湯。**

（意譯）

第23條　病人在發汗或下痢之後，反而出現惡寒症狀時，是非常虛弱的。此時適合芍藥甘草附子湯。只不過，如果有熱象就是實證，此時，要給調胃承氣湯。

病人是太陽病，且發熱惡寒，在妥善地給予發汗與瀉下之後，照理說，此時應該表邪已去，疾病治癒，病人感到非常舒暢，一般來說會不感覺寒也不感覺熱。然而，若此時病人反而出現惡寒症狀，則表示邪氣還在體表，稱為「虛」。到底是什麼「虛」呢？

表邪會以汗法、下法與水分一起排出體外，因此身體的水會減少。此時，氣也會一起減少，所以會造成氣的損失。一旦狀況變得嚴重，身體就會缺水，為了暖和身體，氣會消耗殆盡，熱也無存，於是身體會冷卻。因此，給予病人芍藥甘草附子湯（芍藥三兩、甘草三兩炙、附子一枚炮），以芍藥止汗，並以甘草、附子補陽。這是條文最初的狀況。

另一種狀況中，當醫生將病人的表寒邪以汗法、下法與水分一起排出體外，病人變得不會惡寒，只剩下熱。此時，我們說這是「實」，那麼究竟是什麼「實」呢？所謂的「實」是指病邪充滿。由於病邪深入體內，因此表沒有寒。進入體內的邪，在體內與氣對抗，於是身體內部就產生熱。熱會使體內水分蒸發並減少，於是大便自然變硬，使得病人有便祕傾向，此時就要給予病患能讓體內邪氣以下痢方式排出的調胃承氣湯（大黃四兩、甘草二兩炙、芒硝半升），然後看看病者服藥後的狀況。調胃承氣湯已於第11條出現過。

**芍藥三兩、甘草三兩炙、附子一枚炮去皮破八片。右三味以水五升，煮取一升五合，去滓，分溫三服。**

（芍藥甘草附子湯的煎煮法）

準備芍藥三兩、蜜炙過的甘草三兩、以火焙過去皮碎成八片的附子一個。將以上生藥放入五升的水煮，直到鍋中剩下一升五合的水後，濾除藥渣，分成三份，每次要溫溫服用。

**大黃四兩酒洗、甘草二兩炙、芒硝半升。右三味，以水三升，煮取一升，去滓，內芒硝，更煮兩沸，頓服。**

（調胃承氣湯的煎煮法）

以酒洗好的大黃四兩、蜜炙過的甘草二兩、芒硝半升，準備好以上三味生藥。先將大黃與甘草放入三升的水中煮。直到鍋中的水剩下一升，濾除藥渣後，放入芒硝，再煮滾，然後頓服。

「虛」「實」在此是於《傷寒論》中第一次出現。要澄清的是，「虛」「實」並不是現在一般說的「虛是指平常沒什麼體力的人，實是指平常很有體力的人」。

本條在宋本《傷寒論》中橫跨以下兩則條文。

（宋本第68條）發汗、病不解、反惡寒者，虛故也。芍藥甘草附子湯主之。
（宋本第70條）發汗後、惡寒者，虛故也。不惡寒，但熱者，實也。當和胃氣，與調胃承氣湯。

（意譯）
宋本第68條　讓病人發汗後，若反而發生惡寒症狀，表示病人虛。此時，適合芍藥甘草附子湯。
宋本第70條　讓病人發汗後，若反而發生惡寒症狀，表示病人虛。但如果病人沒感到惡寒，只發熱時，表示病人實。此時應該調整胃氣，要給調胃承氣湯。

讀到這裡，各位可能覺得囉嗦，但我認為，只要讀過這兩條應該就能非常理解康治本《傷寒論》中這一條的意思。「調和胃氣」是指，首先要調整胃的狀態，如此一來，就能緩解便祕，所以才叫做「調胃」承氣湯。調胃承氣湯並不單純只是「輕微的下痢藥」而已。它不但能緩解便祕，更常用於當胃有沉重感、胃被堵住而沒有食慾時。

大黃就是現代所說的腸道刺激性瀉藥，會在腸道內產生作用；芒硝（硫酸鈉）是鹽類瀉藥，會使大便變得柔軟。大黃與芒硝可說是絕妙的搭配，而甘草則負責「和胃氣」的作用。

**第24條**　發汗若下之後，虛煩不得眠，若實劇者，必反覆顛倒、心中懊憹，梔子豉湯主之。若少氣者，梔子甘草豉湯主之。若嘔者，梔子生薑豉湯主之。

（意譯）

第24條　病人在發汗或下痢之後，感覺胸口煩燥、無法入睡，情況嚴重時，必定翻來覆去，感覺胸口難受。此時適合梔子豉湯。更甚者，如果出現呼吸短淺狀況時，則適合梔子甘草豉湯。如果伴隨嘔吐，則適合梔子生薑豉湯。

首先，難以理解的是「虛煩」這個詞。關於這個詞，至今有各種解釋，而我是這麼想的。所謂的煩，是大青龍湯證時會出現的症狀（第16條），也就是當邪氣進入胸部深處時會發生，且會伴隨嚴重的熱的「煩躁」。即，邪實↓熱所引起的煩。然而，本條中，藉由使病人汗吐下之後，身體的氣與津液（水）大大地消耗（虛損），相對地反而留下了熱，因而出現煩躁，此時，邪氣並沒有跑進體內深處。也就是說，實＝實際的熱，虛＝假的熱的意思。

但無論如何解釋，《傷寒論》說，這樣的虛煩適合吃梔子豉湯（梔子十四個、香豉四合）。

梔子十四箇擘、香豉四合綿裹。右二味，以水四升，先煮梔子，得二升半，內豉、煮取一升半，去滓，分為二服，溫進一服。

（梔子豉湯的煎煮法）

十四個弄碎的山梔子、以棉布包裹四合的香豉。準備以上兩味生藥。在四升的水中，先放入山梔子煮，直到鍋中剩下二升半的水後，放入香豉，再煮到剩一升半的水後，濾除藥渣，將藥湯分成兩份，先溫溫地服用一次分量。

像繞口令般的處方名稱引人發笑，但一下子就能記住了。梔子就是指山梔子，具有清熱除煩的作用，也就是能讓熱冷卻、緩和煩躁感的作用。黃連解毒湯、加味逍遙散、茵陳蒿湯、梔子柏皮湯等處方中都有山梔子，仔細看這些處方的作用，就會恍然大悟。香豉是將黑豆經過蒸煮後，使之發酵並乾燥所製成，也稱為豆豉、淡豆豉。香豉與山梔子具有類似的清熱除煩作用，也有促進消化的作用。現在的日本漢方已經沒有使用香豉，因此有人改以將納豆曬乾替用，至於能否取代藥效，不得而知。

另外，梔子甘草豉湯、梔子生薑豉湯則各是在梔子豉湯中加入能緩和急躁的甘草，或是加入能抑制嘔吐的生薑而成。當虛煩變得嚴重而出現附加症狀，就能用這兩個處方。再重複說一次，這裡所說的是虛煩，不是實煩，所以不會使用青龍湯那般大量的石膏來冷卻身體。

**梔子十四個擘、甘草二兩、香豉四合綿裹。右三味，以水四升，先煮梔子甘草，得二升半，內豉，煮取一升半，去滓，分為二服，溫進一服。**

（梔子甘草豉湯的煎煮法）

準備切碎的山梔子十四個、蜜炙過的甘草二兩、以綿布包裹的香豉四合，共三味生藥。在四升的水中，先放入山梔子、甘草煮。待鍋中的水剩下二升半時，再放入香豉繼續煮。直到鍋中的水剩下一升半後，濾除藥渣，將湯藥分成兩份。先溫溫地服用一份。

**梔子十四箇擘、生薑五兩、香豉四合綿裹。右三味，以水四升，先煮梔子生薑，得二升半，內豉，煮取一升半，去滓，分為二服，溫進一服。**

（梔子生薑豉湯的煎煮法）

準備切碎的山梔子十四個、蜜炙過的甘草二兩、以綿布包裹的香豉四合，共三味生藥。在四升的水中，先放入山梔子、生薑煮。待水剩下二升半時，再放入香豉繼續煮。直到水剩下一升半後，濾除藥渣，將湯藥分成兩份。先溫溫地服用一份。

**第25條　太陽病發汗，汗出後，其人仍發熱，心下悸、頭眩、身瞤動振振欲擗地、脈沉緊者，真武湯主之。**

（意譯）

第25條　病人太陽病發汗，汗出後，仍然發熱，且心下感到動悸、頭暈、身體發抖且搖搖晃晃像是要跌倒般，如果此時脈象沉緊，則適合真武湯。

這一條條文是說，病人太陽病，使之發汗，發汗後卻仍然發熱時，表示病邪還在體內處於某一種階段的狀況。那麼，究竟是哪一種階段呢？我們繼續讀條文，在出現各種症狀後，寫著「脈沉」，所以可以知道，病邪已經進入陰病期（太陰病、少陰病或厥陰病其中之一）。而且，因為此時是脈緊，所以脈象出現充滿水的水毒狀態。順帶一提，宋本《傷寒論》中，與本條相當的是第82條，條文非常相似。

**（宋本第82條）太陽病發汗，汗出不解，其人仍發熱，心下悸、頭眩、身　動振振欲擗地者，真武湯主之。**

**真武湯方**

**茯苓、芍藥、生薑（切）各三兩、白朮二兩、附子一枚（炮、去皮、破八片）。右五味，以水八升，煮取三升，去滓。溫服七合，日三服。**

（意譯）

宋本第82條　太陽病以發汗處理，汗流出來了卻沒有好，病人依然發熱，心下有動悸感，而且頭暈目眩，身體發抖且搖晃到像是要跌倒一般，此時適合真武湯。

（真武湯的煎煮法）

準備茯苓、芍藥，以及切片的生薑各三兩、白朮二兩、以火焙烤後去皮的附子一個，並碎成八塊。將以上五味生藥放入五升的水中，煮到鍋中剩下三升的水後，濾除藥渣，溫溫地服用宋本第82條的內容如上述。因為沒有脈象的相關記載，所以無法從這個條文中看出病邪的發展路徑。

另外，關於心下動悸與頭暈目眩等的症狀，馬上能令人連想到起因是水毒。「身瞤動振振欲擗地」是指，頭暈目眩合併有中樞神經或是內耳的症狀。大多數情況下，也會把這樣的症狀想成是水毒所引起。如果是從太陽病開始發展，也可能會引起前庭神經炎。

接著再往前看這則條文的「其人仍發熱」，一起來想想原因。病人雖然是太陽病，但已經沒有惡寒症狀，病邪仍在發展，如前面所寫的，已經進入陰病期，而且這裡的熱並不是實熱，是我在梔子豉湯（第24條）部分說的假熱。體內的水多到會引起水毒的程度，所以可以判斷此時是熱（陽）與水（陰）分離的狀態，也就是熱無法加熱水，水無法冷卻熱的狀態。這樣思考，道理就說得通。陰與陽分離的狀態是非常危險的狀態。這類型的陰病，實際上是少陰病，後面會詳細說明。

此時，真武湯（茯苓、白朮、芍藥、生薑、附子）最適合。茯苓、白朮可以幫忙去除水，附子用來溫暖身體。這裡並沒有寫出處方的內容與分量。

原本真武湯就是屬於少陰病的處方，所以，在少陰病的部分（第59條）也能看到。另外，由於處方裡有一味生藥是炮附子，所以能推測病人正處於虛冷狀態，炮附子就是要用來逆轉的。也就是說，身體內部與下部因為水而處於冷卻狀態（這是實態，炮附子可以有效改善這個狀態），飄浮的假熱則在體表與身體上部。所以現在真武湯也經常用在身體虛冷加上頭暈目眩時。

最後，關於何謂「真武」，在第16條青龍湯中曾經提到過，有一說真武其實是指「玄武」。玄武是中國北方的守護神獸，頭部是蛇，身體是龜，型狀頗怪異。另外，「玄」是「黑」，極黑的部分跟炮附子～真武湯的顏色相當一致。以上所說內容跟臨床無關。

**第26條　傷寒中風、往來寒熱、胸脇苦滿、嘿嘿不欲飲食、心煩喜嘔、或胸中煩而不嘔、或渴、或腹中痛、或脇下痞鞕、或心下悸小便不利、或不渴身有微熱、或咳者，小柴胡湯主之。**

（意譯）

第26條　無論是傷寒或是中風，當以為體內有寒氣，卻又感到發熱，但當以為自己正在發熱卻又感到寒氣，惡寒發熱發生得如此反反覆覆，同時在橫膈膜週邊有苦悶感，完全沒有食慾，胸悶且想吐，此時適合小柴胡湯。又或者，雖然感到胸悶卻不想吐，或者感到口渴，或者感到腹痛，或者橫膈膜的下部摸起來有些僵硬不舒服，或者心下處有動悸感，而且尿不出來，或者不會感到口渴卻感到身體微熱，或者有咳嗽等，此時也適合小柴胡湯。

本條文中有許多「或」。意思是，在這麼多個敘述中，目前的症狀只要符合條文裡說的某個症狀就可以使用小柴胡湯。反過來說，也就是一個人不可能會同時出現這麼多症狀。這麼說來，我想起，曾有位漢方初學者的醫師向我提出疑問：「（○○湯的使用目標）明明病人並不具備所有症狀，請問真的可以使用○○湯嗎？」那時，我就是用這個條文為例向這位醫師說明的：「沒問題的。即使是現代醫學中，要滿足△△病診斷基準的△△病病人也不存在，不是嗎？」

在這則條文中，出現了「往來寒熱、胸脇苦滿」等漢方醫學特有的專業術語。往來寒熱，如同「意譯」中所描述的，是指寒氣與熱交互出現體內的狀態。當然也會有人認為就是指間歇發燒，類似瘧疾病人身上常見的症狀之一。我自己從未碰過瘧疾病人，所以無法具體多做說明。但是，感冒及流感病人有時也會出現同樣的症狀。寒熱會交替出現，卻不能在病人感到有寒氣時就用發汗法，或病人感到發熱時就改用瀉下法或清熱法來治療。另外，說到胸脇苦滿，有時是在腹診時，用手指腹按壓病人的橫膈膜下部出現抵抗或壓痛等他覺症狀，但我認為病人也能指出自己兩側季肋下方的自覺症狀。本條條文中的其他記述都是屬於病人的自覺症狀。總之，無論是自覺症狀或是他覺症狀都是季肋下方的不舒服感。

小柴胡湯是一般少陽病的基本處方。小柴胡湯（柴胡半斤、黃芩三兩、半夏半升洗、生薑三兩切、人參三兩、甘草三兩炙、大棗十二枚擘）中的柴胡與黃芩具有清熱作用；半夏與生薑具有止嘔作用；人參、甘草與大棗則能改善食慾。這樣的治療法並不是使用汗、吐、下法，而是使用和解

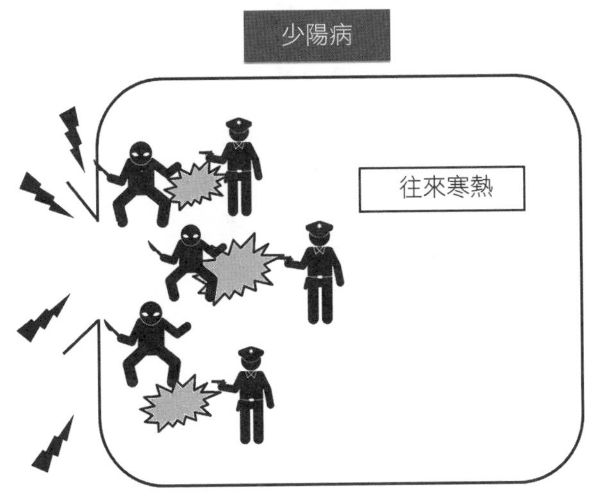


法。關於少陽病，等到第48條時會再說明，到時候我再說明小柴胡湯與和解法的關係。

**柴胡半斤、黃芩三兩、半夏半升洗、生薑三兩切、人參三兩、甘草三兩炙、大棗十二枚擘。右七味，以水一斗二升，煮取六升，去滓，再煎取三升，溫服一升，日三服。**

（小柴胡湯的煎煮法）

準備柴胡半斤、黃芩三兩、洗過的半夏半升、切片的生薑三兩、人參三兩、蜜炙的甘草三兩、剝開的大棗十二個。將以上七味生藥全數放入一斗二升的水中煎煮。直到鍋中的水剩下六升後，濾除藥渣，再開火煮，直到鍋中剩下三升的水，溫溫地服用一升，一天服用三次。

再來看看，與本條相當的宋本怎麼說。

**（宋本第96條）傷寒五六日中風，往來寒熱……小柴胡湯主之。**

這裡，插入了日數（五到六日）。事實上，在宋本中其他地方也出現了以下描述：

**（宋本第4條）傷寒一日……。**
**（宋本第5條）傷寒二三日……。**
**（宋本第23條）太陽病、得之八九日……。**

有幾則條文出現了日數，似乎是表示病人得了傷寒後所經過的天數。由於康治本中完全沒有出現日數的相關敘述，所以可能有人認為這樣有些不足。

**第27條　傷寒，身熱惡風、頸項強、脇下滿、手足溫，而渴者，小柴胡湯主之。**

（意譯）
第27條 傷寒，身體發熱且惡風，頸項處感到僵硬、肋骨下方感到悶痛、手足溫卻感到口渴時，適合小柴胡湯。

讀本條文時，首先會看到的應該是頸項強。在太陽病中，所謂的「項強」是指後頸部，但這個條文是「頸項強」，如此一來應該就是脖子前端、也就是包含了下顎下方都感到僵硬。但太陽病中不會出現這樣的症狀。那麼究竟是什麼樣的病症呢？

接著，再讀這則條文時，應該會留意到「脇下滿」，與前一條文中的「胸脇苦滿」有些不同。實際上，在前一條文中，已經出現過「脇下」與「胸脇」的描述。所謂的「胸脇」是指胸部季肋的上下處，也就是從身體正面來看，橫膈膜上下方的部位。「脇下」則是指比橫膈膜更下方之處。這麼說來，理所當然的，橫膈膜的上方就是「胸」。

再接著會看到條文中的「手足溫」，這可以當作是寒氣的相反，有熱聚積在體內的狀態。「渴」意味著體內的熱造成水分枯竭，這是陽明病的獨特症狀。

也就是說，本條條文中，即使看起來像極了太陽病或陽明病的症狀，實際上是把病人當成是少陽病來處理。一般來說，如果是太陽病就對病人用發汗處理，如果是陽明病就對病患使用瀉下來處理，但少陽病則是單以小柴胡湯就可以統合處理。補充說明，在宋本《傷寒論》裡，本條的開頭是以下這樣的：

（宋本第99條）傷寒四五日、身熱惡風⋯（以下同）。

**第28條　傷寒，陽脈濇陰脈弦，法當腹中急痛，先與建中湯。不愈者，小柴胡湯主之。**

（意譯）

第28條　傷寒的病人，脈象淺的部位摸起來感覺有血流滯留、黏黏稠稠的；而脈象深的部位摸起來則是像弓弦一樣的條狀，而且呈現彈跳狀態，此時，病人腹部通常會痙攣且疼痛。這類型病人建議要先給建中湯。如果建中湯沒能改善症狀，則適合給小柴胡湯。

關於條文中的「陽脈濇陰脈弦」，曾經也有人是這樣解釋的：「陽病時脈濇（原本是屬於陰病的脈象），陰病時脈弦（原本是陽病的脈象）的狀態是病狀與脈象完全不合的狀態，要特別注意。」而且這樣的說法是主流。然而我認為「陽脈濇陰脈弦」讀起來比較自然，所以我就照樣讀。

實際上，幫病人把脈時，如果病人出現這類脈象，應當會腹痛，但究竟有沒有腹痛的症狀，只要探詢病人就會知道，根本不用煞有其事地把脈。

這類型病人以給予建中湯為第一選項，但是在宋本《傷寒論》裡則是這樣寫的：

**（宋本第100條）傷寒，陽脈濇陰脈弦，法當腹中急痛，先與小建中湯。不差者，小柴胡湯主之。桂枝三兩去皮、芍藥六兩、甘草二兩炙、生薑三兩切、大棗十二枚擘、膠飴一升。右六味，以水七升煮，取三升，去滓，內飴，更上微火消盡，溫服一升。**

（建中湯的煎煮法）

準備去皮的桂枝三兩、芍藥六兩、蜜炙的甘草二兩、切片的生薑三兩、剝開的大棗十二個、膠飴一升，共六味生藥。首先將膠飴以外的五味生藥放入七升的水中煮，直到鍋中剩下三升的水時，先濾除藥渣再放入膠飴，改以微火，待膠飴融化完全後，溫溫地服用一升。

小建中湯（桂枝三兩去皮、芍藥六兩、甘草二兩炙、生薑三兩切、大棗十二枚擘、膠飴一升）是桂枝加芍藥湯再加上膠飴而成的處方。桂枝加芍藥湯則是桂枝湯裡的芍藥加倍後的處方（第51條），是太陰病的主要處方。之後會再說明太陰病，太陰病的主要症狀是腹部像裝滿了氣體般鼓脹並疼痛。也就是說，本條可以看出，傷寒繼續發展下去就會變成太陰病。那麼，加入膠飴的原因在於，此時並不是「腹痛」，而是「腹中急痛」這種更為急迫的狀態。

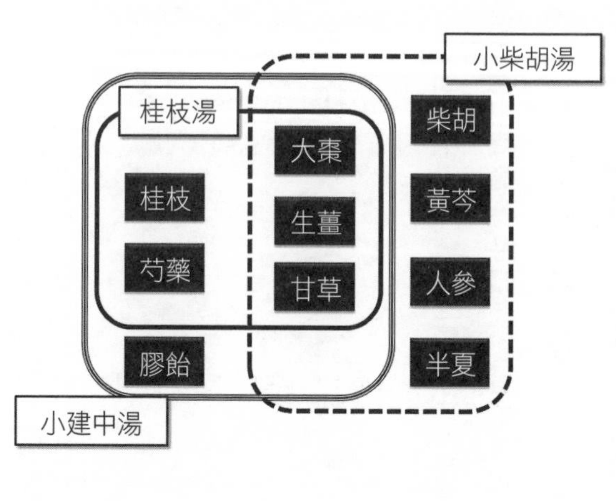


無論是小建中湯或是桂枝加芍藥湯，現在都有濃縮科學中藥可以選擇，經常主要使用於消化系統的疾病上。而小建中湯較常用在看來氣虛的病人身上，腹診時，腹部肌肉摸起來像是薄木板般，這就是小建中湯證，是非常有名的腹證。所謂的「建中」，可以想成是「重建肚子」的意思。與青龍湯相同，這個處方既有「小」，也有「大」。大建中湯最近常用於腸閉鎖等疾病上，但它沒有出現在《傷寒論》中，是屬於《金匱要略》的處方。處方內容（乾薑、山椒、人參、膠飴等）跟小建中湯完全不同。

這則條文寫著，病人有腹痛時，給予小建中湯可能會治好，如果還是沒有治好傷寒，下一個選擇則是小柴胡湯。

另外，既然有小柴胡湯，當然也有大柴胡湯，後面會再介紹。

## 第29條 傷寒，心中悸而煩者，建中湯主之。

（意譯）

傷寒，且胸中有動悸而感到胸悶時，適合建中湯。

如前一條條文所說，建中湯是以改善「腹中急痛」為主要目的。本條文則是說建中湯另外的使用方法。

**第30條　太陽病，反二三下之後，嘔不止、心下急、鬱鬱微煩者，大柴胡湯主之。**

（意譯）

太陽病，原本應該讓病人發汗，醫生卻搞錯治療方向，讓病人下痢。而且病人在下痢兩、三次後，嘔吐不停、心下部感覺緊繃且煩躁不安，有些鬱悶且胸悶時，適合大柴胡湯。

《傷寒論》中，像這樣在誤治後如何挽救的相關敘述非常清楚，關於這一點，之前在第8、9、18、21～24條中曾經說明過。這次是誤將本該發汗的太陽病用下法讓病人下痢，使得病人出現嘔不止、心下急、鬱鬱微煩的例子。在這裡，大柴胡湯終於登場了。

柴胡半斤、黃芩三兩、半夏半升、生薑五兩、芍藥三兩、枳實四枚炙、大棗十二枚擘。右七味，以水一斗二升煮，取六升，去滓，再煎，取三升，溫服一升，日三服。

（大柴胡湯的煎煮法）

準備柴胡半斤、黃芩三兩、半夏半升、生薑五兩、芍藥三兩、炒炙的枳實四個、剝開的大棗十二個，將以上七味生藥放入一斗二升的水中煮，直到鍋中的水剩下六升後，濾除藥渣，再開火煮直到剩下三升的水，溫溫服用一升，每天服用三次。

比較大柴胡湯證與小柴胡湯證的症狀，小柴胡湯證是「胸脇苦滿」「胸下痞硬」「脇下滿」等，而大柴胡湯證則是「心下急」，症狀更為激烈。接著，再從兩個處方的構成生藥來比較看看。

| 處方 | 構成生藥 |
|---|---|
| 小柴胡湯 | 柴胡半斤、黃芩三兩、半夏半升洗、生薑三兩切、人參三兩、甘草三兩炙、大棗十二枚擘 |
| 大柴胡湯 | 柴胡半斤、黃芩三兩、半夏半升※、生薑五兩※、芍藥三兩、枳實四枚炙、大棗十二枚擘 |

※宋本《傷寒論》中，與小柴胡湯一樣，寫有「洗」「切」的指示。

首先是，①小柴胡湯裡的人參、甘草，到了大柴胡湯時換成了枳實、芍藥。人參、甘草是補藥，而枳實是瀉藥，所以整體來看，小柴胡湯帶有補劑，而大柴胡湯帶有瀉劑的性質。當然，小柴胡湯中也有柴胡、黃芩、半夏這三種瀉藥，而大柴胡湯中也有芍藥、大棗這兩種補藥，充其量就是各自的走向不同。現在（宋本《傷寒論》中也是）是把大柴胡湯中加入大黃，更強化了瀉下作用。另一方面，「原方」的大柴胡湯（即除去大黃的處方）變得非得要寫成「大柴胡湯去大黃」，我也經常這樣用。另外，在小柴胡湯中的生薑是三兩，而在大柴胡湯中的生薑則是五兩，因此，在大柴胡湯中強化了止吐作用。總的來說，就是當病人出現類似小柴胡湯證，但症狀更為激烈者，就使用大柴胡湯。

再者，在康治本中沒有，但宋本中有記載的處方之一是柴胡加龍骨牡蠣湯。

（宋本第107條）傷寒八九日，下之，胸滿煩驚，小便不利，譫語，一身盡重，不可轉側者，柴胡加龍骨牡蠣湯主之。

柴胡加龍骨牡蠣湯方

柴胡四兩、龍骨、黃芩、生薑（切）、鉛丹、人參、桂枝（去皮）、茯苓各一兩半、半夏二合半

（洗）、大黃二兩、牡蠣一兩半（熬）、大棗六枚（擘）。右十二味，以水八升，煮取四升，內大黃，切如碁子，更煮一兩沸，去滓。溫服一升。本云柴胡湯，今加龍骨等。

（意譯）

宋本第107條　當病人得傷寒八～九日，醫師給予下法瀉下後，病人胸口感覺堵滿，煩躁且感覺受驚嚇、尿排不出來、說些毫無來由的話、感覺全身沉重，躺著翻身也感到很鬱悶時，適合柴胡加龍骨牡蠣湯。

（柴胡加龍骨牡蠣湯的煎煮法）

準備柴胡四兩、龍骨、黃芩、切片的生薑、鉛丹、人參、去皮的桂枝、茯苓各一兩半，以及洗過的半夏二合半、大黃二兩、熬過的牡蠣殼一兩半、切碎的大棗六個，將以上十二種生藥放入八升的水中煮，直到鍋中的水剩下四升後，將切得像圍棋子大小的大黃放入，再煮滾一、兩次，濾除藥渣，溫溫地服用一升。原方是小柴胡湯，這個處方加入了龍骨等生藥。

這是現在常用的處方，幾乎是小柴胡湯－甘草＋桂枝＋茯苓＋龍骨＋牡蠣＋大黃。加入的五種生藥全數具有安定神經的作用，所以適用於小柴胡湯證的病人，且希望可以發揮安定心神與抗憂鬱作用時。有些藥廠所製作的柴胡加龍骨牡蠣湯是不加大黃的，而且成分表上不會特別註明，購買時

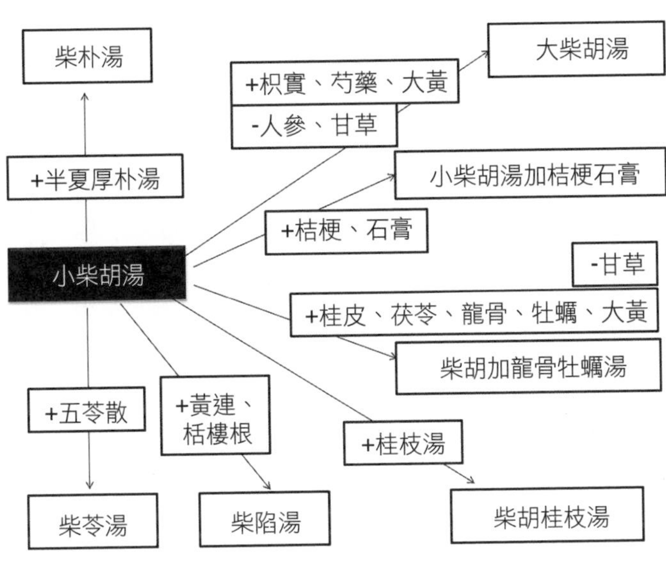


要留意。另外，由於鉛丹是有毒的氧化鉛，現在已經不使用。

**第31條　太陽病，熱結膀胱，其人如狂，血自下，下者愈。但少腹急結者，與桃仁承氣湯。**

（意譯）

第31條　病人罹患太陽病，熱出不來，硬梆梆地結在膀胱，結果變成精神異常的狀態。如果病人身體下部自然出血，血流出來就會好。但是，如果血無法自然流出，且病人下腹部痙攣、疼痛時，適合給桃仁承氣湯。

本條文在宋本《傷寒論》中是這樣寫的：

（宋本第106條）太陽病不解，熱結膀胱，其人如狂，血自下，下者愈。其外不解者，尚未可攻，當先解其外。外解已，但少腹急結者，乃可攻之，宜桃核承氣湯。

（意譯）

宋本第106條　病人太陽病沒有好，熱硬梆梆地結在膀胱，結果就是變成精神異常的狀態，如果從身體下部自然流出血來就會好。

當病人的表邪未治癒，還不能攻下，首先應該要治表邪。但是如果病人下腹部有痙攣疼痛症狀時，就可以攻下，此時要給桃核承氣湯。

這一則條文中，補充了更多資訊：「太陽病，熱結膀胱等等症狀，如果血自然從身體下部流出，就會自然治癒，萬一沒有，在還沒有用發汗法解表前，千萬不能用瀉下法，等表解了之後，再用瀉下法即可」，這樣讀來更能理解。另外，康治本的「桃仁承氣湯」在宋本中是寫成「桃核承氣湯」，現在也是用這個處方名稱，構成生藥則與康治本相同〔桃仁五十個去皮尖、大黃四兩酒洗、甘草二兩炙、芒硝二合（宋本則是二兩）、桂枝二兩去皮〕。

桃仁五十個去皮尖、大黃四兩酒洗、甘草二兩炙、芒硝二合、桂枝二兩去皮。右五味，以水七升煮，取二升半，去滓，內芒硝，更上微火，一兩沸，溫服五合。

（桃仁承氣湯的煎煮法）

準備除去皮與尖端的桃仁五十個、以酒洗過的大黃四兩、蜜炙過的甘草二兩、芒硝二合、去皮的桂枝二兩，共五味生藥。將芒硝以外的所有生藥放入七升的水中煮，煮到鍋中剩下二升半的水後，濾除藥渣，接著放入芒硝，以微火再煮，待一、兩滾後，溫溫地服用五合。

這邊有出現幾個疑問，首先是為什麼「熱結膀胱」時會發生「如狂」的狀態呢？在實際臨床上，當以腹診檢查出「少腹急結」的瘀血症病人，且病人出現焦躁感或各種精神症狀，只要給予桃核承氣湯，就能改善病人原本的症狀。關於這一點，如大家所了解的，應該是因為這類型病人全身性的血流狀況不佳而產生瘀血，也因此在腹診時會呈現少腹急結的狀態。這類型病人，血流衝上了頭部，可能造成焦躁不安、憤怒等情緒爆發，也可能造成腦中風，長期來說，則多會表現出血管性失智症。桃核承氣湯中的大黃、桃仁有改善瘀血的作用。由於「桃仁＋桂枝」具有安定精神的作用，在桂枝茯苓丸（桂枝、芍藥、茯苓、桃仁、牡丹皮）這個作為消除瘀血的代表性處方中也出現這個藥對，而桃核承氣湯也有望能達到同樣的作用。這裡想要請各位特別注意一下，桃核承氣湯＝調胃承氣湯（第23條）＋桃仁＋桂枝。綜合上面所說，只要身體的自癒力能發揮，不需要依賴藥物也能自然排除體內瘀血時，因為瘀血所產生的各種症狀也會隨之解除。

那麼，要從哪裡排出瘀血呢？桃核承氣湯裡的大黃、桃仁、芒硝具有瀉下作用，所以病人的便祕症狀會消除，而女性會隨著月經排出瘀血（血塊），所以桃核承氣湯治療生理痛也有效。也就是說，身體排出瘀血的部位有肛門、子宮口（陰道）等孔穴。

## 第32條　傷寒，結胸實熱，脈沉緊，心下痛按之石硬者，陷胸湯主之。

（意譯）

第32條　病人罹患傷寒，水聚積到胸部且充滿熱、脈象沉緊、心下部疼痛，摸起來像石頭一樣硬，此時適合陷胸湯。

我想，讀這本書的各位應該都是初學者，對於這裡突然出現而且條文裡完全沒有給定義的「結胸」，是否摸不著頭緒呢？

康治本沒有解釋結胸，但宋本卻是這樣說明結胸：

（宋本第128條）問曰，病有結胸……其狀何如。……按之痛、寸脈浮、關脈沉，名曰結胸也。

（意譯）
宋本第128條 有人提問：「疾病有稱為結胸的狀態……請問病狀是如何的呢？」……「按這裡會痛，寸口脈浮、關脈沉，此時就稱為結胸」。

（宋本第131條）病發於陽，而反下之，熱入因作結胸……。
（宋本第134條）太陽病……表未解也。醫反下之……膈內擄痛……短氣煩躁、心中懊憹、陽氣內陷、心下因鞭，則為結胸……。
（宋本第139條）太陽病二三日……反下之，若利止，必作結胸……。
（宋本第140條）太陽病下之……脈浮者，必結胸……。

如上述，宋本《傷寒論》裡有大量關於結胸的記載，希望各位從宋本的記載中好好加以理解。我不逐條翻譯，但從原文可以看出，所謂的結胸就是原本應該要讓病患發汗的太陽病，使用了錯誤的治療法，讓病人瀉下，因而使得表熱內陷到胸部，並與胸部原有的水相結合，所以出現了結胸症狀。這個熱＋水的結合造成病人胸部劍突下方、橫膈膜附近出現疼痛，只要醫師按壓這些部位，就會有堅硬感，結胸就是這樣的狀態。一般認為，這相當於現代醫學所說的肺炎或胸膜炎。

**大黃六兩酒洗、芒硝一升、甘遂一兩末。右三味、以水六升，先煮大黃，取二升，去滓，內芒硝，煮一兩沸，內甘遂末，溫服一升。**

（陷胸湯的煎煮法）

準備以酒洗過的大黃六兩、芒硝一升、磨成粉末的甘遂一兩，共三味生藥。在六升的水中先放入大黃煮，直到鍋中的水剩下二升後，濾除藥渣，再放入芒硝繼續煮一、兩滾後，接著再放入甘遂粉末，溫溫地服用一升。

然而，本條文在宋本中是這樣寫的：

（宋本第135條）**傷寒六七日，結胸熱實、脈沉而緊、心下痛，按之石鞕者，大陷胸湯主之。**

（意譯）

宋本第135條　傷寒過了六～七天，水聚積在胸部，因為熱而感到脹滿，脈沉但緊，心下疼痛，按壓時有如石頭般堅硬，此時適合大陷胸湯。

也就是說，康治本的陷胸湯（大黃六兩酒洗、芒硝一升、甘遂一兩末）就是宋本～現在的大陷胸湯，大黃（六兩算是大量）與芒硝就是瀉下劑，甘遂則是效果更加激烈的瀉下劑與利尿劑（峻下逐水藥）。這三種藥可以一次排出體內的熱與水。

康治本裡雖然沒有，但宋本裡還有個小陷胸湯。

（宋本第138條）小結胸病，正在心下，按之則痛，脈浮滑者，小陷胸湯主之。

小陷胸湯方

黃連一兩、半夏半升（洗）、栝樓實大者一枚。右三味，以水六升，先煮栝樓，取三升，去滓。內諸藥，煮取二升。去滓，分溫三服。

（意譯）

宋本第135條　小結胸病就在心下部，以手按壓此處會有疼痛感，病人脈浮且滑時，適合小陷胸湯。

（小陷胸湯的煎煮法）

準備黃連一兩、洗過的半夏半升、大的栝樓實一個，共三味生藥。在六升的水中，先放入栝樓實煮，直到鍋中的水剩下三升後，濾除藥渣，再放入其他生藥繼續煮，直到水剩下二升，濾除藥渣後，溫溫地分成三次服用。

小結胸是指比結胸還要小範圍，只限於心下處，病位淺且病勢輕微，病人沒有自覺疼痛，而是按壓後感到疼痛，這時適用小陷胸湯（黃連一兩、半夏半升洗、栝樓實大者一枚）。黃連是清熱藥、半夏與栝樓實是祛痰藥，小陷胸湯使身體排出熱與水（痰）的速度比大陷胸湯還要緩慢。

**第33條　太陽病，發汗而復下之後，舌上燥、渴，日晡所有潮熱，從心下至小腹鞕滿痛，不可近者，陷胸湯主之。**

（意譯）

第33條　病人罹患太陽病，醫生在讓他發汗又讓他瀉下後，病人舌頭的表面變得乾燥，並且感到口渴，到了傍晚則會出現潮熱，心下部到小腹的大範圍部位呈現硬且脹滿感。由於病人感到疼痛，醫師的手完全無法觸碰。此時適合陷胸湯。

太陽病的病人會經過發汗或瀉下的處理而造成水分不足，身體內變得乾燥，因此可以注意到，此時病人應該會如在梔子豉湯條文裡提到的一樣，身體會出現假熱，此時，恭喜你對《傷寒論》的熟悉程度已經具有相當的水準。但是話說回來，這則條文裡寫的潮熱又是什麼呢？在傍晚時，體內逐漸升溫的熱，而且是全身性的，究竟假熱是不是這樣呢？我想，潮熱應該是「陽明病」的熱，是裏的實熱（待「陽明病」篇再多說明），但是這是梔子豉湯的守備範圍嗎？另外，病人主張的橫膈膜到恥骨附近大範圍的脹滿感，甚至疼痛到不願意給別人觸摸的狀況，這種鞕滿痛不就是前一則條文講的「結胸」嗎？

本條在宋本《傷寒論》中是這樣的：

**（宋本第137條）太陽病，重發汗而復下之，不大便五六日，舌上燥而渴，日晡所小有潮熱，從心下**

至少腹鞭滿而痛，不可近者，大陷胸湯主之。

（意譯）

宋本第137條　讓太陽病的病人發汗，再讓他發汗，並且又讓他瀉下，這樣持續五～六天之後，病人都沒有排便，且舌頭表面變得乾燥，感覺口渴，傍晚時感覺像漲潮般有些發熱，心下到少腹的大範圍部位感到膨脹僵硬，病人非常疼痛，不肯讓醫師伸手碰觸。此時適合大陷胸湯。

宋本這一條說得更詳細。我們可以知道，病人反覆發汗。另外，即使讓病人下痢，他也排不出大便來了。潮熱＋便祕，這就是之後會說明的陽明病特徵，腹部的狀態跟結胸一樣，也就是「結胸熱實」。結胸更惡化的結果就是陽明病，而且還是比前一個條文還要更嚴峻的結胸，所以，必須馬上給予病人瀉下，於是要給大陷胸湯。

第34條　傷寒，發汗而復下之後，胸脇滿微結，小便不利，渴而不嘔，但頭汗出、往來寒熱、心煩者，柴胡桂枝乾薑湯主之。

（意譯）

第34條　病人得傷寒，醫生讓他發汗，又讓他瀉下後，病人感到輕微地胸脇苦滿（參考第26條），有些結胸症狀（參考第32條），而且尿不出來，雖然會口渴卻沒有嘔吐，出汗的部位只有頭部。病人有時感到寒氣，有時卻又感到身體發熱，胸部悶煩。此時適合柴胡桂枝乾薑湯。

在宋本中的這一條條文是這樣寫的，

（宋本第147條）傷寒五六日，已發汗而復下之，胸脇滿微結，小便不利、渴而不嘔，但頭汗出、往來寒熱、心煩者，此為未解也。柴胡桂枝乾薑湯主之。

（意譯）

第34條　病人得傷寒已有五～六日，經過發汗與瀉下後，病人感到胸脇苦滿，有一些結胸症狀、尿不出來、感到口渴卻沒有嘔吐。只有頭部出汗，有時感到寒氣，有時又感到發熱、胸悶時，表示還沒痊癒。此時適合柴胡桂枝乾薑湯。

果然宋本比較詳細。

首先，胸脇苦滿＋往來寒熱＝少陽病，但有結胸症狀。這個時候，該用小柴胡湯，還是陷胸湯呢？但是，條文中寫著的每個症狀都很輕微。

接著，不排尿卻會口渴的狀況是否可以思考為是水份已經因為發汗與瀉下流失了呢？回來思考結胸症狀的形成會發現，是否因為水＋熱都在胸部而造成體內水分的不足呢？病人之所以沒有排尿卻感到口渴，會不會是因為體內的熱太強所造成的呢？這麼一來，這裡的煩就不是梔子豉湯（第24條）裡所說的虛煩，而比較接近是青龍湯（第16條）那樣的實煩呢？

再來，之所以只有頭部出汗，會不會是因為陽氣上衝的結果呢？

好，我們從柴胡桂枝乾薑湯（柴胡半斤、黃芩三兩、牡蠣二兩熬、栝樓根三兩、桂枝三兩去皮、甘草二兩炙、乾薑一兩）這個處方來思考看看。

**柴胡半斤、黃芩三兩、牡蠣二兩熬、栝樓根三兩、桂枝三兩去皮、甘草二兩炙、乾薑一兩。右七味，以水一斗二升煮，取六升，去滓，再煎，取三升，溫服一升，日三服。**

（柴胡桂枝乾薑湯的煎煮法）

準備柴胡半斤、黃芩三兩、熬過的牡蠣二兩、栝樓根三兩、去皮的桂枝三兩、蜜炙過的甘草二兩、乾薑一兩。將以上七味生藥全部放入一斗二升的水中煮，直到鍋中的水剩下六升後，濾除藥渣，再開火煮。煮到鍋中剩下三升的水後，溫溫地服用一升。一日服用三次。

果然，柴胡、黃芩似乎對少陽病是有效的（參考第26條小柴胡湯），牡蠣與栝樓根的作用不清楚，所以先跳過。桂枝、甘草是用來治氣的上衝（參考第20條苓桂甘棗湯）。而乾薑可以想成與甘草乾薑湯類似。事實上，牡蠣與栝樓根可以在《金匱要略》中找到線索，在「第三百合狐惑陰陽病毒病證治」中是這樣寫的：

**（《金匱要略》 第三百合狐惑陰陽病毒病證治）百合病渴不差者，用後方主之。**

（意譯）

《金匱要略》 第三百合狐惑陰陽病毒病證治　病人罹患百合病，口渴怎麼都治不了時，要用後面的處方（↑註：這裡指的是栝樓牡蠣散）。

藉由牡蠣治癒熱、藉由栝樓根治癒裏熱所引起的口渴。

現在經常會用這個柴胡桂枝乾薑湯來治療不安障礙或恐慌症候群，對於那些「腳部雖然冰冷，但只有頭部一直冒汗，感覺很丟臉」、為更年期症狀所苦的女性來說也非常有效。

容我多說一點，小柴胡湯＋小陷胸湯會變成柴陷湯。這個處方用於治療因為嚴重咳嗽而感到胸部疼痛的病症非常有效，所以是常用處方之一。

## （補）柴胡桂枝湯

現在要談的這個處方，並沒有出現在康治本《傷寒論》中，但出現在宋本《傷寒論》裡，而且也是現在頻繁使用的處方之一，我想在這邊跟各位說明一下。

（宋本第146條）　傷寒六七日，發熱、微惡寒、支節煩疼、微嘔、心下支結、外證未去者，柴胡桂枝湯主之。

柴胡桂枝湯方

桂枝（去皮）、黃芩一兩半、人參一兩半、甘草一兩（炙）、半夏二合半（洗）、芍藥一兩半、大棗六枚（擘）、生薑一兩半（切）、柴胡四兩。右九味，以水七升，煮取三升，去滓。溫服一升，本云人參湯，作如桂枝法，加半夏、柴胡、黃芩，復如柴胡法。今用人參作半劑。

（意譯）

宋本第146條　病人罹患傷寒，經過六、七日後，出現發熱症狀、微微感到惡寒。另有關節疼痛、輕微想吐、心下部摸起來硬硬的，此時若表徵仍未消失則適合柴胡桂枝湯。

（柴胡桂枝湯的煎煮法）

準備去皮的桂枝一兩半、黃芩一兩半、人參一兩半、蜜炙甘草一兩、洗過的半夏二合半、芍藥一兩半、剝開的大棗十二顆、切片的生薑一兩半、柴胡四兩。將以上九味生藥放入七升的水中煮，直到鍋中的水剩下三升，濾除藥渣後，溫溫服用一升。這個處方的基本是人參湯，但是是在桂枝湯中加入半夏、柴胡與黃芩而成，所以又成了如小柴胡湯的處方。這個處方裡使用了一半分量的人參湯。

**第35條**　太陽病，發汗而復下之後，心下滿鞕痛者為結胸，但滿而不痛者為痞，半夏瀉心湯主之。

（意譯）

第35條　病人罹患太陽病，用藥讓他發汗又讓他下痢後，病人感到心下部位有脹滿、堅硬感且有疼痛感，這稱為「結胸」。但如果只是心下部有脹滿感而沒有疼痛感，稱為「痞」。此時適合半夏瀉心湯。

這則條文中寫出了「結胸」跟「痞」的差別。兩者的共通點是病人都有心下部位的脹滿感，相異點在於「結胸」有疼痛感（＋）而「痞」則沒有（－）。至於引起脹滿感的原因，結胸在於水，而痞則在於氣。

這則條文原本是沒有任何標點符號，如果用①「……為結胸、……為痞。半夏瀉心湯主之」的方式來處理，不論是結胸或是痞都能使用半夏瀉心湯，邏輯上雖然沒有不妥，但不同病態卻使用同一個處方，這是可行的嗎？結胸難道不該使用陷胸湯嗎？話說回來，如果用②「……為結胸。……為痞，半夏瀉心湯主之」來標標點符號，則半夏瀉心湯就跟結胸沒有關係。

宋本第149條裡是這樣寫著的：

**（宋本第149條）傷寒五六日……若心下滿而鞕痛者，此為結胸也，大陷胸湯主之。但滿而不痛者，**

**此為痞……宜半夏瀉心湯。**

（意譯）

宋本第149條　病人罹患傷寒經過五、六日後……病人心下部位感覺脹滿且硬梆梆有疼痛感，此時稱為「結胸」，適合大陷胸湯。但是如果病人只有心下部位有脹滿感，沒有疼痛感，則稱為「痞」……此時適合半夏瀉心湯。

如康治本《傷寒論》裡第32條所寫，結胸要用陷胸湯（大陷胸湯）來應對，痞則要用半夏瀉心湯（半夏半升洗、黃連三兩、黃芩三兩、人參三兩、乾薑三兩、甘草三兩炙、大棗十二枚擘）來應對。這則條文可以清楚看出是支持②的標點符號標法。

**半夏半升洗、黃連三兩、黃芩三兩、人參三兩、乾薑三兩、甘草三兩炙、大棗十二枚擘。右七味，以水一斗煮，取六升，去滓，再煎，取三升，溫服一升，日三服。**

（半夏瀉心湯的煎煮法）

準備洗過的半夏半升、黃連三兩、黃芩三兩、人參三兩、乾薑三兩、蜜炙過的甘草三兩、剝開的大棗十二顆。將以上七味生藥放入一斗的水中煮，直到鍋中的水剩下六升後，濾除藥渣，再開火煮滾直到剩下三升的水，溫溫地服用一升。每天服用三次。

現代醫學中的胃炎、胃食道逆流、胃下垂、下痢等，只要是胃的週邊有堵住感等與胃腸相關的疾病，常常會使用半夏瀉心湯來治療，而且效果卓著，這些與胃部相關的不適感，古人可能視為是氣的堵塞感。因為治療時要將心下痞用「瀉」的方式，所以才會寫成「瀉心」湯。關於半夏瀉心湯說起來頗占篇幅，之後還會再提到。

**第36條** **太陽中風，下痢嘔逆，發作有時，頭痛、心下痞鞕滿、引脇下痛、乾嘔、短氣、汗出不惡寒者，表解裏未和也，十棗湯主之。**

（意譯）

第36條　病人罹患太陽中風，有時會出現下痢或嘔吐，還會感到頭痛、心下痞硬且有脹滿感，連腹脇邊都感到疼痛，並出現想吐卻吐不出來、呼吸急促的症狀，如果病人流汗卻沒感到惡寒，表示病人不但表邪未解，連體內狀態都仍處紊亂。此時適合十棗湯。

這個條文與宋本第152條相當。

**（宋本第152條）太陽中風下利嘔逆，表解者，乃可攻之，其人漐漐汗出。發作有時，頭痛、心下痞鞕滿……（以下同）。**

（意譯）
宋本第152條　病人太陽中風，有下痢或嘔吐症狀，表邪已經治癒者，可以處理下痢嘔吐症狀，此時病人會冒出大汗後痊癒。但是，如果變成時時發作的狀態，病人會頭痛、有心下痞鞕感與脹滿感（以下同）。

宋本第152條是這樣。但是這裡「發作有時」的「發作」究竟是指什麼並不清楚。如果轉看康治本《傷寒論》，就很清楚知道這裡所說的「發作」是指下痢嘔逆，而且如果是太陽病，在解表後就可以使用下法讓病人下痢，這在《傷寒論》裡屬於常識，但在宋本裡特別寫出來，令人懷疑是畫蛇添足。

接著來看看其他症狀，其中「心下痞鞕滿」跟「引脇下痛」屬於結胸證，其他症狀則可能是胸腹部的水＋熱在作怪。此時，非得快速排出身體裡的水與熱。雖然可以使用大陷胸湯，但是通常病人在服用了大陷胸湯之後，會出現下痢症狀，但在此，病人並沒有便祕症狀，不需要使用大黃，於是改用可以逐水的生藥，如沅花、甘遂、大戟。這部分我還不是很了解。從病人發汗後不再惡寒這一點看來，可以知道表邪已經解除，所以才能安心對病人用下法。

十棗湯中的沅花、甘遂、大戟不能煎煮，所以會磨成粉末，如同處方名稱一樣，用十顆大棗先煮好湯汁，再混著粉末服用即可。

**大棗十枚擘、沅花熬末、甘遂末、大戟末。右四味，以水一升半，先煮大棗，取一升，去滓，內諸藥末等分一兩，溫服之。**

（十棗湯的煎煮法）

剝開的大棗十個、乾燥後磨成粉末的沅花一兩、磨成粉末的甘遂一兩、磨成粉末的大戟一兩，準備好以上四味生藥。先將大棗放入一升半的水中煮，待鍋中水煮剩下一升後，濾除藥渣，再將製成粉末的剩餘生藥一兩放入水中，溫溫地服用。

無論是桂枝湯還是小柴胡湯，都是使用十二個大棗（但一次的服用量只有四個）。但這裡只有「大棗十個」，很容易讓人覺得大棗充其量不過是拿來保護腸胃，或是讓其他粉末的生藥好入口而已，不怎麼期待它的藥效。

另外，即使十棗湯的逐水效用非常強烈，但是現在日本的保險給付卻不能使用，再加上現代臨床上也不認為這是個具有重要性的處方，所以我們就先談到這裡。另外，原文中的「大棗十枝」應該是「大棗十枚」的錯字。

**第37條　傷寒，汗出解之後，胃中不和、心下痞鞕、乾噫食臭、脇下有水氣、腹中雷鳴下利者，生薑瀉心湯主之。**

（意譯）

第37條　病人傷寒，在經過發汗治療後，胃部不平靜，感覺食物停滯胃中，引起心下痞且硬，打嗝時會有食物的腐臭味，橫膈膜下有水氣瘀阻，腹部有如雷聲般隆隆作響並伴隨下痢，此時適合生薑瀉心湯。

這則條文是寫病人罹患傷寒，在發汗後胃部狀況不佳的例子。人在感冒時，一般會有食慾不振、不想吃東西的狀況。但我從來不會因為感冒而沒有食慾，所以瘦不下來。不過這裡說到病人在食慾不振、不想吃食時還有「腹中雷鳴」，也就是拉水便的症狀。此時，現在醫生一般會給半夏瀉心湯（第35條），但在這裡卻給病人生薑瀉心湯（生薑四兩切、黃連三兩、黃芩三兩、人參三兩、甘草三兩、大棗十二枚擘、半夏半升洗）。

**生薑四兩切、黃連三兩、黃芩三兩、人參三兩、甘草三兩、大棗十二枚擘、半夏半升洗。右七味，以水一斗煮，取六升，去滓，再煎，取三升，溫服一升，日三服。**

（生薑瀉心湯的煎煮法）

準備切片的生薑四兩、黃連三兩、黃芩三兩、人參三兩、蜜炙過的甘草三兩、剝開的大棗十二個、洗過的半夏半升。將以上七味生藥放入一斗的水中煮，直到鍋中的水剩下六升，濾除藥渣，再開火煮，煮到剩下三升的水，溫溫服用一升。一天服用三回。

生薑瀉心湯與半夏瀉心湯（半夏半升洗、黃連三兩、黃芩三兩、人參三兩、乾薑三兩、甘草三兩炙、大棗十二枚擘）的不同只在於，生薑瀉心湯（生薑四兩切）→半夏瀉心湯（乾薑三兩）。現在這個時代的生薑是生的薑，而乾薑是乾的生薑（請參考第18條的解說），所以生薑瀉心湯跟半夏瀉心湯的差別，在現在臨床上不太具有意義。光是使用半夏瀉心湯就很足夠了。

**第38條** 傷寒中風，反二三下之後，其人下利日數十行、穀不化、腹中雷鳴、心下痞鞕滿、乾嘔、心煩不得安者，甘草瀉心湯主之。

（意譯）

病人罹患傷寒且中風，醫師誤用下法兩、三回後，使病人變成一日下痢數十回，排洩物還看得出未消化的食物殘渣。病人腹中響如雷鳴般，且心下不適、脹滿，想吐卻吐不出來，胸悶而且心神不寧，此時適合甘草瀉心湯。

我想，如果是「心下痞鞕滿、乾嘔、心煩」等結胸症狀仍舊持續，是否陷胸湯最為恰當？但等一下！醫師失誤下，以下法治療兩、三次後，病人變成下痢而且止不住，此時很類似發汗過度，汗止不住的桂枝加附子湯（第7條）的狀態。也就是說，太陽病演變成了少陰病。病人明明有腹鳴、消化不良等症狀，在這種情況下，還使用陷胸湯來瀉身體裡的水，有必要嗎？半夏瀉心湯（第35條）或是生薑瀉心湯（第37條）難道不會比較適合嗎？

然而，第35條中，①如果符合「……為結胸、……為痞。半夏瀉心湯主之」，不論是結胸或是痞都使用半夏瀉心湯，這裡的疑點我們之前已經談過，但是只要細看本條文就會知道，明明是結胸卻能以半夏瀉心湯來應對。難道第35條的①的解釋也沒有不恰當嗎？

這裡是使用甘草瀉心湯（甘草四兩炙、黃連三兩、黃芩三兩、乾薑三兩、大棗十二枚擘、半夏半升洗）。

**甘草四兩炙、黃連三兩、黃芩三兩、乾薑三兩、大棗十二枚擘、半夏半升洗。右六味，以水一斗煮，取六升，去滓。再煎，取三升，溫服一升，日三服。**

（甘草瀉心湯的煎煮法）

準備蜜炙過的甘草四兩、黃連三兩、黃芩三兩、乾薑三兩、剝開的大棗十二個、洗過的半夏半升。將以上六味生藥放入一斗的水中煮，直到鍋中剩下六升的水後，濾除藥渣，再開火煮至剩下三升的水，溫溫服用一升。一日服用三回。

甘草瀉心湯的生藥結構類似於半夏瀉心湯或是生薑瀉心湯，但是甘草的分量較多，適用於緊急症狀（嚴重下痢）。此外，甘草瀉心湯與半夏瀉心湯、生薑瀉心湯的另一個不同之處在於，本處方中沒有人參。

**（補）三黃瀉心湯**

康治本《傷寒論》裡沒有三黃瀉心湯這個處方，宋本裡卻有，而且也是現在仍常被使用的處方之一，所以我想在此多說明一些。

（宋本第154條）心下痞，按之濡，其脈關上浮者，大黃黃連瀉心湯主之。

大黃黃連瀉心湯方

大黃二兩、黃連一兩。右二味，以麻沸湯二升漬之，須臾絞去滓。分溫再服。

（意譯）

宋本第154條　心下部位感到不適，按壓時柔軟無力，此時關上脈浮，適合大黃黃連瀉心湯。

（大黃黃連瀉心湯的煎煮法）

準備大黃二兩、黃連一兩。將以上兩味生藥放入麻沸湯（將要煮沸的熱水）二升中浸泡一段時間後擠出湯汁，濾除藥渣，將藥湯分成兩份，溫溫地服用。

然而這個處方現在會再放入黃芩，成為三黃瀉心湯。

## （補）桂枝人參湯

這個處方不曾出現在康治本中，卻出現在宋本中。而且也是現在仍舊頻繁使用的處方，這裡也說明一下。

桂枝人參湯主之。（宋本第163條）太陽病，外證未除，而數下之，遂協熱而利、利下不止、心下痞鞕、表裏不解者，

桂枝人參湯方

桂枝四兩（別切）、甘草四兩（炙）、白朮三兩、人參三兩、乾薑三兩。右五味，以水九升，先煮四味，取五升。內桂，更煮取三升，去滓。溫服一升，日再夜一服。

（意譯）

宋本第163條　病人罹患太陽病，醫師不顧病人的表證仍在，失誤下給了下法，致使病人下痢數次，終於在熱與寒相結合後，導致下痢不止，且心下部痞硬症狀，表與裏皆沒有治癒。此時適合桂枝人參湯。

（桂枝人參湯的煎煮法）

準備桂枝四兩（不可切斷）、蜜炙過的甘草四兩、白朮三兩、人參三兩、乾薑三兩。將以上五味生藥去除桂枝後，放入九升的水中開火煮。直到鍋中水剩下五升時，再放入桂枝，繼續煮至剩下三升的水後，濾除藥渣，溫溫服用一升。晚上也服用一次。

**第39條　傷寒，胸中有熱，胃中有邪氣，腹中痛、欲嘔吐者，黃連湯主之。**

（意譯）

第39條　病人罹患傷寒，胸中有熱，胃中有寒邪，腹痛、想嘔吐。此時適合黃連湯。

本條文並非誤治的結果，而是傷寒的自然病程之一。關於「胸中有熱、胃中有邪氣」這個部分有多種解釋，似乎並沒有統一的說法。然而，最起碼「胃中的邪氣」確定是引起「腹中痛、欲嘔吐」的原因。但是如果連「胸中的熱」也是引起「腹中痛、欲嘔吐」的原因，這裡就有非常多解釋。因此，我在這裡並不打算再進一步解釋，但是，只要是「胃中的邪氣」確定是引起「腹中痛、欲嘔吐」的原因時，這裡的邪氣就是指寒邪。

黃連湯（黃連三兩、人參三兩、乾薑三兩、桂枝三兩去皮、甘草三兩炙、大棗十二枚擘、半夏半升洗）是半夏瀉心湯中的黃芩三兩改成桂枝三兩而成，其餘都相同。

**黃連三兩、人參三兩、乾薑三兩、桂枝三兩去皮、甘草三兩炙、大棗十二枚擘、半夏半升洗。右七味，以水一斗煮，取三升，去滓，溫服一升。**

（黃連湯的煎煮法）

準備黃連三兩、人參三兩、乾薑三兩、去皮的桂枝三兩、蜜炙過的甘草三兩、剝開的大棗十二個、洗過的半夏半升。將以上七味生藥放入一斗的水中煮，直到鍋中水剩下三升後，濾除藥渣，溫溫服用一升。

接著，在「黃芩能冷卻身體上半部的熱，而桂枝能溫暖身體下半部的寒」這個設定下，我想試著說明半夏瀉心湯與黃連湯的差別，以及本條文所說的疾病狀態。

## 第40條　太陽與少陽合病，自下利者，黃芩湯主之。若嘔者，黃芩加半夏生薑湯主之。

（意譯）

第40條　病人罹患太陽與少陽的合病，有自下痢的症狀時，適合黃芩湯。如果還伴隨嘔吐，則適合黃芩加半夏生薑湯。

所謂的合病是指，除了病人的症狀是具備兩種病的特徵，還伴隨著完全不屬於某病的症狀。合病的「自下利」如果是帶有太陽．陽明證的病證，原本有可能能用葛根湯（第13條）治療，但是這次是帶有太陽．少陽證的「自下利」，就要用黃芩湯（黃芩三兩、芍藥三兩、甘草二兩炙、大棗十二枚擘）來治療。

**黃芩三兩、芍藥三兩、甘草二兩炙、大棗十二枚擘。右四味，以水一斗煮，取三升，去滓。溫服一升。**

（黃芩湯的煎煮法）

準備黃芩三兩、芍藥三兩、蜜炙的甘草二兩、剝開的大棗十二個。將以上四味生藥放入一斗的水中煮，直到鍋中的水剩下三升後，濾除藥渣，溫溫地服用一升。

這個條文裡的「若」並不是「if」的意思，請理解為「in addition」的意思。「若＝if」時，也就是「自下利→黃芩湯、嘔→黃芩加半夏生薑湯（黃芩＋半夏＋生薑）」的解釋雖然可以成立，但是後者就會失去「黃芩湯對治療自下利有效」的意義。如果真是如此，那麼對應「嘔」，應該只要使用半夏、生薑就能充分治療。我們來看看黃芩加半夏生薑湯的構成生藥（黃芩三兩、芍藥三兩、甘草二兩炙、大棗十二枚擘、半夏半升洗、生薑三兩）就能清楚知道，黃芩加半夏生薑湯對於「自下痢＋嘔吐」的功效。

**黃芩三兩、芍藥三兩、甘草二兩炙、大棗十二枚擘、半夏半升洗、生薑三兩。右六味、以水一斗煮、取三升、去滓、溫服一升。**

（黃芩加半夏生薑湯的煎煮法）

準備黃芩三兩、芍藥三兩、蜜炙過的甘草二兩、剝開的大棗十二個、洗過的半夏半升、生薑三兩。將以上六味生藥放入一斗的水中煮，直到鍋中水剩下三升後，濾除藥渣，溫溫地服用一升。

**第41條　傷寒，脈浮滑，表有熱，裏有寒者，白虎湯主之。**

（意譯）

第41條　病人罹患傷寒，脈浮且滑，表有熱而裏有寒時，適合白虎湯。

只要條文中出現「傷寒、脈浮……」，學過《傷寒論》的醫師自然都會想要讓病人發汗，但是這則條文中，接著出現的是「滑脈」。所謂的滑脈，是把脈時摸起來像是有小小的球在脈裡滾來滾去的脈象，這表示病邪在裏（約等於「體內」）。如若是這樣，就非常不適合用汗法來解表。

那麼，究竟是有怎樣的病邪在裏呢？條文裡寫著「裏有寒」，我試著將這個「寒」翻譯成寒邪。

請各位回想我在第10條條文中有提到白虎加人參湯＝裏熱。實際上，第65條條文中也寫著「傷寒，脈滑厥者，裏有熱，白虎湯主之」。我們來看看白虎湯的構成生藥（石膏一斤碎、知母六兩、甘草二兩炙、粳米六合）就會知道，石膏、知母主要是拿來冷卻裏熱的生藥。

**石膏一斤碎、知母六兩、甘草二兩炙、粳米六合。右四味，以水一斗煮，米熟湯成，去滓，溫服一升。**

（白虎湯的煎煮法）

準備敲碎的石膏一斤、知母六兩、蜜炙過的甘草二兩、粳米六合。將以上四味生藥放入一斗的水中煮，待鍋中的米煮成米湯時，濾除藥渣，溫溫地服用一升。

本條文，在宋本中是這樣寫的：

**（宋本第176條）「傷寒，脈浮滑，此以表有熱，裏有寒，白虎湯主之。」**

這一條果然也是寫著「表有熱，裏有寒」，然而，校訂者林億※在註釋中寫著：「此處有誤，應該是表有寒，而裏有熱才對」。

如此一來，「表有寒，裏有熱」倒像是對極了。但是，即使如此，在「表有寒」時，使用白虎湯卻很怪。因為當人體表有寒，應該是要用麻黃、桂枝等溫藥，這麼推演下來，「表有寒」應該是錯的。那麼，是否應該是「表有熱，裏有熱」呢？如果是這樣，此時這則條文應該要寫成如第42條的「表裏但熱」才對，莫非原本的「表有熱，裏有寒」是對的？

如上所述，這則條文引發許多研究專家的爭論。如果要解決這個爭論，而把這則條文解釋成「寒邪從體外附著於體表，病人出現惡寒→發熱等其他症狀，同時寒邪繼續往體內侵入，此時演變成表有熱而寒邪往裏占據的狀態（表有熱，裏有寒）」如何呢？這樣解釋就意味著：「表有的是熱這個『結果』，而裏有的是寒邪這個『病因』」。但是實際上，在裏的寒邪是身體的氣受到猛烈抵抗，並與之對抗的結果，此時會發生強烈的熱，這個解釋可以接受，本條條文確定是正確無誤。然而實際上，裏也有旺盛的熱，所以裏有寒邪這個說法實在是令人難以接受，邏輯非常不通。

在實際臨床上，經常會使用到接下來要說明的白虎加人參湯，但是，關於這則條文的爭論究竟結果如何呢？只能說，從現象來看，表裏皆有熱盤據著。

讀古典醫書時，雖然需要相當的讀解能力，以及寫作古文的相關知識，但是像剛剛這樣，為了爭論誰對誰錯，無論是對於臨床治療者或是初學者來說，都是在浪費時間。我認為，此時應該要專注於診治更多病患以累積臨床經驗才是。

**第42條　傷寒，下後不解，熱結在裏，表裏但熱，時時惡風、大渴、舌上乾燥而煩，欲飲水數升者，白虎加人參。**

※註：北宋英宗治平二年，校正醫書局高保衡、孫奇、林億等奉敕，根據醫書局所藏《傷寒論》《金匱玉函要略方》與《金匱玉函經》加以校訂並刻版印行，成為《傷寒論》之通行本，共10卷，又稱「宋本」或「治平本」。

（意譯）

第42條　病人罹患傷寒，給予瀉下後，病症沒有治癒，並且熱跑到裏去了，結果變成表與裏都只有熱的狀態。而且病人偶爾會有惡風症狀、非常口渴、舌頭乾燥且感到胸悶，甚至口渴到想要一次喝數升水的狀態，此時適合白虎加人參湯。

「表裏但熱」，也就是明明身體只有熱卻「時時惡風」，這一點是不是很奇怪呢？令人心生疑惑。請想起前一條說的「裏有寒」，在那一條條文裡我們說到，寒邪是裏的病因，但是身體症狀卻是發熱。

長澤元夫先生在《康治本傷寒論的研究》中提到，「時時惡風」是「由於腎臟受到寒邪入侵時，腎臟後面的身體背後會產生惡風甚至是惡寒的狀態，所以可以視為是腎炎所產生的症狀之一」。寒邪入裏，尤其是寒邪入腎臟時，會出現本條條文中的「時時惡風」，或是會演變成下一條第43條的「背後感到微微惡寒」的腎炎（腎盂腎炎？），但是如果認為只要是「背後有惡寒感就是腎炎」，那麼誤會就大了。但反過來說，也可能為真。

順帶一提，原文中最後應該要有「湯主之」這三個字，但這裡卻不見了，應該是有某些原因造成的。

石膏一斤碎、知母六兩、甘草二兩炙、粳米六合、人參二兩。右五味，以水一斗煮。米熟湯成，去滓，溫服一升。

（白虎加人參湯的煎煮法）

準備敲碎的石膏一斤、知母六兩、蜜炙過的甘草二兩、粳米六合、人參二兩。將以上五味生藥放入一斗的水中煮，直到鍋中的米煮成米湯狀，濾除藥渣後，溫溫地服用一升。

這裡的白虎加人參湯（石膏一斤碎、知母六兩、甘草二兩炙、粳米六合、人參二兩）是白虎湯加人參後的處方，無論病人有沒有罹患腎炎，只要是伴隨強烈口渴的高熱，且體力低落時，就可以考慮使用此處方。另外，當病患大量排尿或是因為大量排汗而造成體內水分不足，若想要彌補流失的水分，人參這味生藥的「補津液」功效很值得期待，甚至可以說是既補體力又補津液。

在現代，白虎加人參湯也常用於治療潮熱或口渴等各種體內的發炎症狀上。

## 五苓散

說到口渴，我曾在第10條講到白虎加人參湯時，跟各位預告要對五苓散多作說明卻忘了，所以改在這裡向各位解說。

五苓散是現在也仍極為重要的處方，在各種版本的《傷寒論》中有著各種爭論，在康治本中卻完全沒有提到。宋本中，關於五苓散是這樣寫的：

（宋本第71條）太陽病，發汗後、大汗出、胃中乾、煩躁不得眠、欲得飲水者，少少與飲之，令胃氣和則癒。若脈浮、小便不利、微熱、消渴者，五苓散主之。

五苓散方

豬苓十八銖（去皮）、澤瀉一兩六銖、白朮十八銖、茯苓十八銖、桂枝半兩（去皮）。右五味，搗為散。以白飲和服方寸匕，日三服。多引煖水，汗出愈，如法將息。

（意譯）

宋本第71條　病人罹患太陽病，發汗後，大汗出，胃中乾燥，胸部非常苦悶而難以入眠，如果病人非常想要喝水，請少量飲用。只要胃氣平穩下來，病證就可以治癒。如果此時病人脈浮，尿不出來又伴隨微熱，而且非常口渴，適合五苓散。

（五苓散的煎煮法）

準備去皮的豬苓十八銖、澤瀉一兩六銖、白朮十八銖、茯苓十八銖、去皮的桂枝半兩。將

**以上五味生藥搗碎成粉，以熱水服用一匙，一天三次。之後以這個方法養生即可。**

這則條文的前半段很簡單，醫師讓罹患太陽病的病人發汗，病人在發汗後，身體內部變得乾燥，因而出現各種症狀時，只要讓病人好好喝水就可以。這聽起來很合理。

但後半段的條文就有些難解了。「病人罹患太陽病，讓病人發汗後，脈仍舊是浮脈，尿不出來且有微熱、感到非常口渴時，適合五苓散」。因為發汗而造成病人體內的水過度排出，而且到了尿不出來的程度，應該是體內已經沒有水了吧？

**（宋本第72條）發汗已，脈浮數，煩渴者，五苓散主之。**

這一條，以及

**（宋本第73條）傷寒，汗出而渴者，五苓散主之。**

兩則條文是同樣的內容，都是在說，當病人排完汗感到口渴，可以給病人吃五苓散。只要讀到下一則條文就能解開這裡的疑問。

（宋本第74條）中風發熱，六七日不解而煩，有表裏證，渴欲飲水，水入則吐者，名曰水逆，五苓散主之。

（意譯）

宋本第74條　病人罹患太陽病的中風，過了六到七日都治不好，感到胸悶、有表證與裏證，想喝水，喝了卻又馬上吐出來，此時稱為水逆，適合五苓散。

也就是說，因為「太陽病→發汗→病人的脈依然是浮脈（有表證）、口渴。尿不出來、喝水就吐」，所以可以知道，此時病人體內不是沒有水，倒不如說是胃部的水過多，所以再也裝不了喝進來的水（水逆）。然而，此時由於口腔與膀胱中沒有水，所以病人會口渴，也尿不出來。可以明顯看出水的偏在狀態。

五苓散是藉由將原本在心下部的水分配至全身，讓水集中到膀胱後再排出，因此現在五苓散用在病人感到噁心、嘔吐、頭暈、下痢、偏頭痛、浮腫等因為水的偏在所引起的病態時非常有效。茯苓、豬苓、白朮、澤瀉、桂枝等生藥的共通點在於都具有利水作用，但是其中尤以豬苓的利尿作用最為強大。茯苓、白朮則具有把水撥開的作用，具體來說就是能順利將胃內的水送往小腸。

## 第43條 傷寒，無大熱，口煩渴、心煩、背微惡寒者，白虎加人參湯主之。

（意譯）
第43條 病人罹患傷寒，雖然有熱卻沒有太嚴重，但感覺非常口渴、胸悶、後背感到微微惡寒時，適合白虎加人參湯。

前一則條文所說明的狀態，再發展下去就是這則條文所說的狀態。口渴狀態從原本的「大渴」到「口渴煩」，感覺程度有些下降，身體的熱也從「熱結在裏、表裏但熱」到「無大熱」的輕微狀態。看起來，病人整體的狀態似乎變得比較輕鬆。

所謂的熱變得比較輕微是指，氣與邪的爭鬥稍微平緩，但是，這絕不是氣這一方正在往勝利的道路上邁進的徵兆。有時候，情況會一轉變成邪凌駕於氣，或是氣的抵抗力已經被削弱許多，這則條文所說的正是後者的狀態。「時時惡風」變得「背微惡寒」，也就是惡風轉變為惡寒，從這裡可以看出，真正的狀態是疾病轉變為重症化。總的來說，就是氣變弱了之後，必須藉由能送援軍的人參來幫助治療。

以上所說的狀況，從第53條「少陰病，口中和，其背惡寒者，附子湯主之」可以得到支持。當病人狀態走到「背惡寒」（已經不是微惡寒的狀態，請留意），顯示已經到了非得用附子湯來大大暖和身體的情況。

## （補）炙甘草湯

接下來的這個處方，也是從未出現在康治本中，卻在宋本中出現，而且也是現在非常頻繁使用的處方之一，所以我打算在這裡介紹一下。

（宋本第177條）傷寒，脈結代，心動悸，炙甘草湯主之。

炙甘草湯方

甘草四兩（炙）、生薑三兩（切）、人參二兩、生地黃一斤、桂枝三兩（去皮）、阿膠二兩、麥門冬半升（去芯）、麻仁半升、大棗三十枚（擘）。右九味，以清酒七升、水八升，先煮八味，取三升，去滓，內膠烊消盡。溫服一升，日三服。一名復脈湯。

（意譯）

宋本第177條　病人罹患傷寒，心律不整且有心悸時，適合炙甘草湯。

（炙甘草湯的煎煮法）

蜜炙過的甘草四兩、切片的生薑三兩、人參二兩、生地黃一斤、去皮的桂枝三兩、阿膠二兩、去芯的麥門冬半升、麻子仁半升、剝開的大棗三十個，準備以上九味生藥。鍋中放入七升的清酒與八升的水，先把八味生藥放入鍋中煮。直到鍋中水剩下三升後，濾除藥渣，再放入阿膠直到完全溶化。溫溫地服用一升，每日三回。炙甘草湯又名復脈湯。

**第44條　陽明之為病，胃實也。**

（意譯）

第44條　陽明病這種病證是胃部充滿邪氣的狀態。

這個條文與第1條的文章格式相同，是在描述陽明病的大綱。在宋本中，是這樣寫的：

**（宋本第180條）陽明之為病，胃家實是也。**

關於這則條文，林億是這樣下註解的：「有一說是胃家『寒』」。我查看了各種說法，這裡的「家」似乎並沒有意思。去掉條文中的「是」，意思也沒有影響，所以康治本的原文就很清楚了。

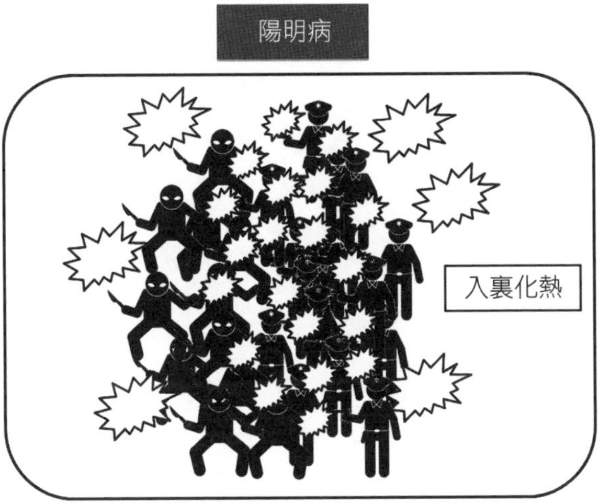

陽明病



漢方醫學中的臟腑多與現代醫學所說的臟器並不相同，那麼，條文中的「胃」在當時究竟所指為何呢？據《黃帝內經靈樞》腸胃篇的第31條是這麼寫的：「胃紆曲屈，伸之長二尺六寸、大一尺五寸、徑五寸、大容三斗五升」，這是關於胃的形狀、尺寸與容量的詳細記載。我想有可能是實際解剖、測量後得知的。容積的部分則是實際用量杯裝水倒入胃袋中測量得來。最起碼，這裡所說的胃，可以視為是現代醫學所說的胃。

總之，這則條文裡所說的是胃裡有某個東西「充實」著。所謂的某個東西，一般來說，可能會是「昨天晚上吃的某些食物」，但在這裡，由於是在討論陽明病，所以當然是在討論病氣（傷寒）。而且，因為陽明病是接著太陽病的第二階段，所以，胃裡所充實著的是「邪」。當邪附著在人體體表，病人表現出的是伴隨而來的發熱惡寒，屬於表證的太陽病。邪往身體裡面走，附著於胃腸時，病人就不會有惡寒症狀，而只剩下發熱症狀，接下來要介紹的，就是以便祕為主，屬於裏證的陽明病。

我覺得，像北宋名醫林億把陽明病的條文說成是胃家「寒（邪）」也很適合。寒邪因為受到體氣的猛烈抵抗，兩者激戰，而且是會帶來極度的熱的狀態，就是陽明病。

**第45條　陽明病，發熱，汗出，譫語者，大承氣湯主之。**

（意譯）

第45條　病人罹患陽明病，發熱且出汗，不斷胡言亂語時，適合大承氣湯。

如前一條條文所定義的，陽明病就是胃實，病人當然會發熱，但是只要高熱持續到終於開始發汗，之後就會因為身體大量流失汗水而造成水分流失，使得大便變硬，也就是便祕。然而，陽明病並不等於便祕。如本條所說，病人若因為單純的便祕而引起胡言亂語症狀，診所裡就會充滿胡言亂語的病患。

便祕可以使用大承氣湯，現在醫生也常用大承氣湯來治療病人的便祕，但是原本在《傷寒論》裡，大承氣湯（大黃四兩酒洗、厚朴半斤炙去皮、枳實五枚炙、芒硝三合）是用來治療病人因為罹患傷寒而引起便祕，進而產生胡言亂語的症狀，也就是意識出現障礙時，才使用的處方。

陽明病的治療

入裏化熱

大黃、石膏、清熱、瀉下

治癒

哇～！

與本條條文相當的條文，雖然在宋本中沒有出現，但是關於「譫語」，則在宋本第210條到第221條中出現過數次，每次出現的狀況都是因為病人發生意識障礙，這都算是重症。因此，宋本中是這樣寫的：

（宋本第253條）陽明病，發熱、汗多者，急下之，宜大承氣湯。

以及

（宋本第254條）發汗不解，腹滿痛者，急下之，宜大承氣湯。

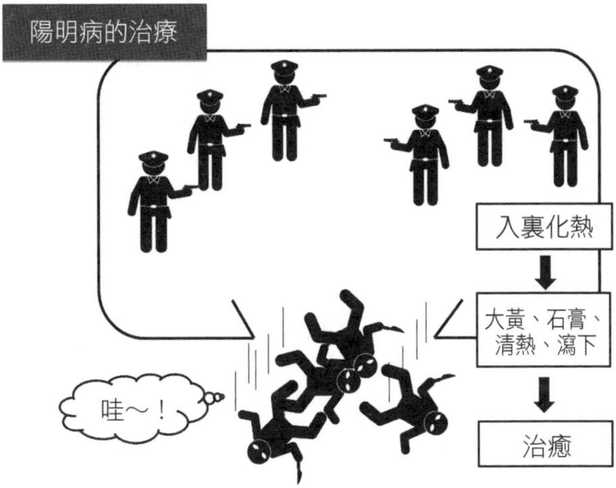

每一條都指示醫生「要在疾病演變成重症前給予病人瀉下」！

大黃四兩酒洗、厚朴半斤炙去皮、枳實五枚炙、芒硝三合。右四味，以水一斗，先煮厚朴枳實，取五升，內大黃更煮，取二升，去滓，內芒硝，更上微火一兩沸，分溫再服。

（大承氣湯的煎煮法）

準備以酒洗過的大黃四兩、炮炙過去皮的厚朴半斤、炮炙過的枳實五個、芒硝三合，共四味生藥。首先在一斗的水中放入厚朴、枳實煮，直到鍋中的水剩下五升，接著再放入大黃煮，煮到鍋中的水剩下二升，濾除藥渣後，放入芒硝，再開火以微火煮至沸騰。將藥湯分成二份再服用。

請容我再囉嗦一次，陽明病不等於便祕。便祕只是陽明病的各種症狀之一而已。原本的大承氣湯並不是給能自己到診所來看診，並且能對醫生輕鬆地說「我有便祕」的病人使用的處方。甚且，更令人感到悲傷的是，科學中藥大承氣湯裡的構成生藥遠比《傷寒論》裡的要少了許多，現在演變成了極度輕微的治療便祕藥。

然而，小承氣湯這個處方有出現在宋本《傷寒論》中。小承氣湯處方裡有大黃四兩洗、厚朴二兩炙去皮、枳實三枚炙，是大承氣湯去掉芒硝，並且減輕厚朴、枳實這些「降氣」藥的用量後所成的處方。小承氣湯並沒有做成科學中藥，反而是應用篇裡的麻子仁丸（宋本第247條。麻子仁二升、芍藥半斤、枳實半斤炙、大黃一斤去皮、厚朴一尺炙去皮、杏仁一升去皮尖熬別作脂）才有做成科學中藥，當成治療便祕的藥來使用，而且劑量還比科學中藥的大承氣湯多兩倍。

**第46條　陽明病，發熱，但頭汗出，渴，小便不利者，身必發黃，茵陳蒿湯主之。**

（意譯）

第46條　病人罹患陽明病，發熱，只有頭部流汗，口渴且尿不出來時，身體一定會出現黃疸症狀。此時，適合茵陳蒿湯。

在這則條文中，或許是因為身體的裏・內部的熱一直往上蒸騰，才造成病人只有頸部以上的部位流汗，並且感到口渴。而尿不出來，可能是因為身體的水分以汗的形式發散殆盡導致。因此，出現便祕症狀也是理所當然。如此一來，病人一定會出現黃疸。試想，體內正氣為了抵抗寒邪而導致身體狂亂發熱，如果忽略不理，熱就會擴及全身，結果可能會造成黃疸。在宋本中是這樣寫著：

（宋本第260條）傷寒七八日，身黃如橘子色，小便不利、腹微滿者，茵陳蒿湯主之。

（意譯）

宋本第260條　病人罹患傷寒經過了七~八日，全身呈現黃色如橘子色般，除了尿不出來，還感到腹部有些脹滿時，適合茵陳蒿湯。

病人全身變成橘色。當然，黃疸是由於血液中的膽紅素濃度上升所致，雖然是肝功能障礙的結果，但本條文的病態，以現在醫學的說法是急性肝炎。

**茵陳蒿六兩、梔子十四箇擘、大黃二兩酒洗。右三味，以水一斗二升，先煮茵陳蒿，減二升，內梔子大黃，煮取三升，去滓，分溫三服。**

（茵陳蒿湯的煎煮法）

準備茵陳蒿六兩、剝開的山梔子十四個、以酒洗過的大黃二兩，共三味生藥。先將茵陳蒿放入一斗二升的水中煮，直到減少二升的水後，放入山梔子、大黃，繼續煮，煮到鍋中的水剩下三升後，濾除藥渣，分成三分，每次溫溫地服用一升。

茵陳蒿湯（茵陳蒿六兩、梔子十四箇擘、大黃二兩酒洗）裡茵陳蒿的作用，至今仍是個難解的謎，可能是能讓原本要流入血液的膽汁，改成流入消化管中，從結果來看，就是減少體內的黃疸現象。而身體裡原本的熱，則用大黃讓病人從肛門瀉下；用（山）梔子讓病人從尿液排出。如果用漢方醫學的說法來說，就是以上所說的那樣。

## （補）梔子柏皮湯

這個處方並沒有出現在康治本中，卻出現在宋本《傷寒論》中，是個現在仍頻繁使用的處方之一，所以在這裡說明一下。

（宋本第261條）傷寒，身黃、發熱，梔子柏皮湯主之。

梔子柏皮湯方

肥梔子十五個（擘）、甘草一兩（炙）、黃柏二兩。右三味，以水四升，煮取一升半，去滓，分溫再服。

（意譯）

宋本第261條　病人罹患傷寒，全身發黃且伴隨發熱時，適合梔子柏皮湯。

（梔子柏皮湯的煎煮法）

將圓圓的山梔子十五個剝開，蜜炙過的甘草一兩、黃柏二兩，準備以上三味生藥並放入四升的水中煮。直到鍋中的水剩下一升半時，濾除藥渣，分成兩份，每次溫溫地服用。

**第47條**　三陽合病，腹滿、身重、難以轉側、口不仁、面垢、遺尿、發汗、譫語、下之、額上生汗、手足逆冷、若自汗出者，白虎湯主之。

（意譯）

第47條　三陽的合病是病人感覺腹滿、身體有沉重感，因此躺下時很難翻身，嘴巴痲痺、臉上有汙垢、會漏尿，一旦讓病人發汗，則開始胡言亂語，但若是讓病人下痢，汗出後會出現手足冰冷的症狀。如果病人能自己流汗，此時適合白虎湯。

關於合病，前面（第13、14、40條）已說明過。若要再多說一點，三陽合病就是太陽證、陽明證、少陽證一起出現，甚至再出現這三種病證都不會出現的症狀。

面垢＝臉上有汙垢是由於新陳代謝旺盛所引起的狀態。關於這一點，我小時候有過經驗。那時我因為流感還是其他疾病而臥床好幾天，病榻上流了好多汗，當時我臉上感覺搔癢，不自覺往鼻子兩側搔抓後，居然摳出好厚一層油垢卡在指甲縫中。

三陽的合病就是病人有表證，就算病人有發熱症狀，此時也不能發汗。另外，即使病人有腹滿症狀，也不能以瀉下來處理。因為不論是汗法或是下法，都會讓病人體內的水分更加流失，並且造成以下症狀：勉強發汗→譫語、勉強瀉下→手足逆冷，要注意，以上任何一種做法都會引發病人病危的情況。所以，在這樣的情況下，就要選擇能保持病人體內水分，或是增加體內水分，以及具有清熱作用的處方，而白虎湯正是最適合的處方。

關於白虎湯，曾出現在第16條，我也說明過，是個「含有大量白石膏的處方」，因而如此命名。順帶一提，白虎是國際自然保護聯盟所指定的瀕臨滅絕動物之一，而漢方藥的處境也是十分有可能滅絕的事物之一。

# 少陽病

## 第48條　少陽之為病，口苦、咽乾、目眩也。

（意譯）

所謂的少陽病是指，病人有口苦、咽喉乾、目眩等症狀。

這個條文是在敘述少陽病的大綱。宋本也是這麼寫的（第263條），但是在《傷寒論》中，關於少陽病是充滿謎團的。雖然跟初學者實際要做臨床沒有太大關聯，但就讓我來說明一下。

### 〈謎①〉「少陽病篇」過短

宋本的「少陽病篇」是正式放在「第九　辯少陽病脈證並治」裡的，而宋本《傷寒論》全文398條，少陽病篇只有10條，僅占了二・五%。康治本中並沒有特別分成「少陽病篇」，但少陽病的條文只有一條，也就是第48條。

那麼，少陽病不重要嗎？並不是。實際上，太陽病的條文中，也有幾處觸及到太陽病往少陽病發展的狀態（究竟是哪些，請各位自己找找看）。或許各位會發現：「對耶對耶！這麼說來，確實有好幾處都有提到少陽病。若要詳細說明，就是本條條文所說。」

## 〈謎②〉大綱之後，沒有處方

如之前所說的，第48條下一條的第49條，馬上就進入太陰病。太陽病中提到了桂枝湯、葛根湯、麻黃湯等，而陽明病中提到了大承氣湯、茵陳蒿湯、白虎湯等是跟著大綱的條文之後寫下的，到了少陽病就沒有記載之後的少陽病基本處方。原因可能在於第26條的小柴胡湯等已經寫完了，於是在本條就省略而沒有再提及。

即使是在內容豐富的宋本，少陽病條文中也只提到小柴胡湯這一個處方（第266條），難道小柴胡湯就是少陽病的基本處方嗎？是少陽病唯一處方嗎？真的是這樣嗎？

## 〈謎③〉少陽病應該是胸部到胸脇部位的疾病狀態，但本條文只寫到咽．喉頭以上部分的症狀

如同第26條小柴胡湯中所說，少陽病是病人會出現胸部到胸脇部位症狀的疾病，但是本條卻全然沒有寫到相關的內容。本條的三個症狀既不屬於太陽病也不屬於陽明病。如果要問，那究竟是不

是少陽病，症狀也只僅止於此，唯一可以確定的是，這些症狀也不至於是陰病的程度。

只不過，無庸置疑地，實際在臨床上確實會有病人同時出現這三個症狀。照這樣的狀況看來，光是用太陽病的發汗法，或是用陽明病的瀉下法都無法治療。前面曾經說過，任何漢方醫學臨床專家都知道，對於出現這些症狀的病人，只要投予小柴胡湯就會治癒。

接著來看看宋本第266條，

**（宋本第266條）本太陽病不解，轉入少陽者，脇下鞕滿、乾嘔不能食、往來寒熱、尚未吐下、脈沉緊者，與小柴胡湯。**

（意譯）

原本病人罹患的是太陽病，卻在沒有治癒的情況下，轉變為少陽病時，病人的季肋部變得僵硬且脹滿，有乾嘔症狀且無法進食、寒氣與熱感交互出現，目前沒有吐也沒有下痢，脈象沉緊時，適合給病人小柴胡湯。

這一條條文裡，清楚地寫著「口苦、咽乾、目眩」以外的症狀。

在康治本中的第26～28條裡，有提到小柴胡湯與使用方式，但是小柴胡湯的構成生藥是柴胡八兩、人參三兩、黃芩三兩、甘草三兩炙、半夏半升洗、生薑三兩切、大棗十二枚擘。其中，柴胡與黃芩有清熱作用，能抑制發炎症狀，這是用來應對因熱而起的「咽乾」。半夏與生薑具有止吐作用，用來應對胃液或膽汁逆流而起的「口苦」。人參、甘草與大棗是用來改善脾胃、提升消化與免疫功能。這樣的治療法不屬於汗法、吐法、下法，而是和解法。

另外，小柴胡湯擁有以上的作用，所以是廣泛用於呼吸系統、消化系統、免疫・過敏系統等各種疾病的處方。原本理應是能廣泛應用的處方，現在卻仍舊被少數治療專家視為是「慢性肝炎的專屬藥物」，非常侷限，很可惜。

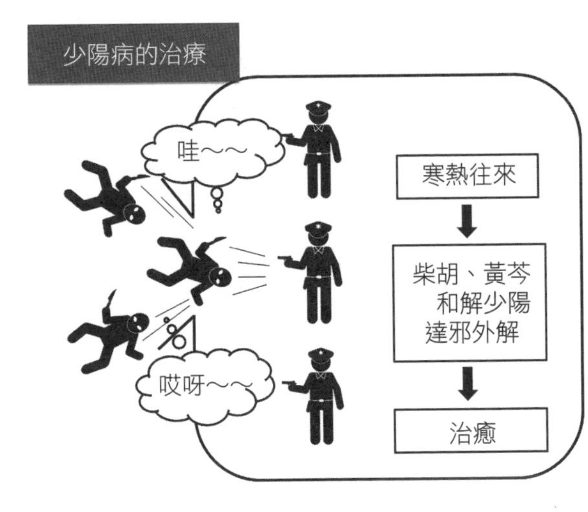


## 〈謎④〉太陽病→陽明病→少陽病這樣的疾病發展順序是否合理？

臨床上看病人的狀態，會發現「惡寒＋發熱」的太陽病期之後，會短暫地轉變成「往來寒熱」

的少陽病期，然後才是只剩下熱的陽明病期。之前的宋本第266條也是這麼描述的。然而，如同本書最初所寫，無論哪個版本的《傷寒論》，病的發展順序都是「太陽病→陽明病→少陽病→太陰病→少陰病→厥陰病」。陽明病與少陽病的順序不一樣。究竟為什麼會這樣呢？

在東洋醫學中，所謂的表裏，充其量是個相對的概念，通常會因為「對某個病證來說，是表還是裏」而有不同。從臨床上來看，相對於表（太陽）自然就是裏（陽明），而少陽病是比「表」的太陽病（表寒證）更為深入，比「裏」的陽明病（裏熱證）更淺，所以就是「半表半裏證」。

然而，如果考慮到相對於表（三陽）的裏（三陰），少陽就是處於表與裏的中間階段（也就是三陽的最後是少陽出現），《傷寒論》中的記載順序就是這樣。而且，少陽＝半表半裏。然而，隨著臨床經驗累積，就會發現並非如此，也會覺得這個說法有些勉強。

雖然我也聽聞過「少陽病是轉折，並不在主要脈絡上」這種說法，但我認為這說法說得太過且輕視了少陽病。

總之，對於少陽病，目前還未有個確定的說法。在《傷寒論》中，病的傳變是非常重要的，但以現在的模糊狀態，會讓學習者無所適從。相關後續，只能期待專家學者的研究，我們這些臨床醫師能做的只有診治病人的實際狀態並給予治療。可謂是「抛下書本，往臨床邁進吧」。

# 太陰病

**第49條**　**太陰之為病，腹滿而吐，自利也。**

（意譯）

第49條　所謂的太陰病是，病人出現腹部脹滿、嘔吐，並且自然下痢的狀態。

本條是描述太陰病的大綱。病人除了腹部脹滿，也有便祕，是熱證，也是陽明病的特徵。但另一方面，當病人腹部脹滿、嘔吐又自然下痢，就是寒證，也就是陰病的症狀。太陰病會侵犯相同於陽明病的部位，而病人會出現正好相反的症狀。宋本中，本條條文會加入下一條條文的某些部分。所以，我先說一下下一條條文，再統整說明。

**第50條**　**太陰病，腹滿而吐，食不下，自利益甚，時腹自痛者，桂枝加芍藥湯主之。大實痛**

者，桂枝加芍藥大黃湯主之。

（意譯）

病人罹患太陰病，會有腹滿且嘔吐的症狀，食物進不了胃裡，卻自然地下痢，而且越來越嚴重，偶爾伴隨腹痛時，適合桂枝加芍藥湯。非常疼痛時，則適合桂枝加芍藥大黃湯。

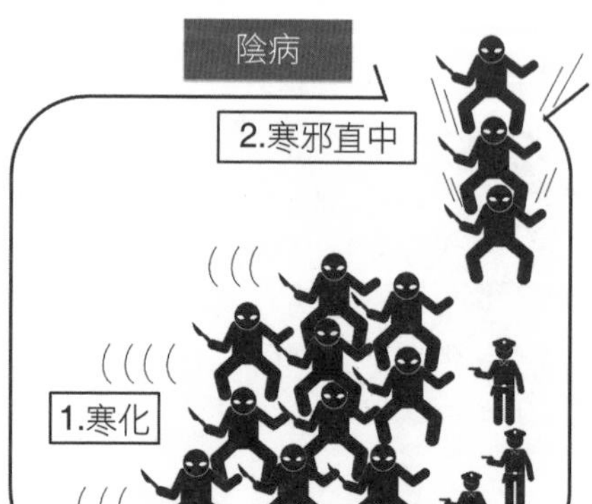


在這樣的狀態下，病人的胃裡應該有某個東西，因此才會變成什麼都無法吃下肚，反而吐出來的狀態。如果有食物經由腸胃後排泄出體外，還很容易裡解，但是本條條文跟前一條條文的自利都不是這樣的情況，是完全沒有食物從胃降下到腸來，卻不斷下痢的狀況。這樣的狀況就是寒證，也就是胃中有寒。在陽明病中，邪氣遭遇到人體的氣（正氣）激烈抵抗，因此體內產生高熱，但變成太陰病時，人體的正氣已經非常衰弱，造成身體無法發熱，邪氣（寒邪）因此得以展現原本的性質。

前條與本條條文在宋本中先合體後拆成以下兩則條文。

（宋本第273條）太陰之為病，腹滿而吐，食不下，自利益甚，時腹自痛。若下之、必胸下結鞕。

（意譯）
宋本第273條　病人罹患太陰病會出現腹部脹滿、嘔吐、明明吃不下食物卻自然下痢的嚴重狀況，有時還會感到腹痛。此時，如果讓病人瀉下，病人必定會感到季肋下部僵硬且疼痛。

（宋本第279條）本太陽病，醫反下之，因爾腹滿實痛者，屬太陰也，桂枝加芍藥湯主之。大實痛者，桂枝加大黃湯主之。

（意譯）
宋本第279條　病人原本罹患太陽病，醫師誤治反而讓他瀉下，因而造成病患的腹部脹滿，偶爾還會感到腹痛，此時便成了太陰病，適合桂枝加芍藥湯。當腹痛劇烈，則適合桂枝加大黃湯。

在宋本中是寫著「桂枝加大黃湯」，但康治本中是寫著「桂枝加芍藥大黃湯」，其實是同樣的處方。現在則多以後者稱之。

**桂枝三兩去皮、芍藥六兩、甘草二兩炙、生薑三兩切、大棗十二枚擘。右五味，以水七升煮，取三升，去滓，溫服一升。**

（桂枝加芍藥湯的煎煮法）

準備去皮的桂枝三兩、芍藥六兩、蜜炙過的甘草二兩、切片的生薑三兩、剝開的大棗十二個，將以上五味生藥放入七升的水中煮。直到鍋中的水剩下三升時，濾除藥渣後，溫溫地服用一升。

與其說桂枝加芍藥湯的內容是桂枝湯＋芍藥，不如說是將桂枝湯中原本就有的芍藥加量的結果。也就是說，期待處方中的芍藥能發揮作用，試圖用芍藥來緩和腹部的脹滿與疼痛（疝痛）。現在多用於如條文所說的「腹滿＋嘔吐＋自利」症狀。如果要說個病名，就是過敏性腸症候群。

而桂枝加芍藥大黃湯（桂枝加芍藥湯＋大黃二兩酒洗，煎煮法與桂枝加芍藥湯相同）在現在常被單純用來當作解便祕的藥，但從條文來看，應該要用在「腹滿＋嘔吐＋自利＋大實痛」才對。條文中根本沒有提到緩解便祕用。而且多把它看成是以桂枝加芍藥湯為基底的處方。在這裡的想法是

「想要盡快把寒邪排出體外」，也就是「把引起大實痛的寒邪以大黃瀉出體外」，所以臨床上會用在即使病人已經拉肚子了，卻還是感覺沒有排乾淨的狀態（tenesmus＝裏急後重）下。

即使如此，只是把用於太陽病・表證的桂枝湯裡的芍藥加倍而成的桂枝加芍藥湯就會立刻轉變為用於太陰・裏證的處方，令人頗有種如墮五里霧中的感覺。而且，實際上還發揮了各自的功效，完全無法挑剔。只能說《傷寒論》威力強大。

# 少陰病

## 第51條　少陰之為病，脈微細，但欲寐也。

（意譯）

第51條　所謂的少陰病是，病人的脈象非常虛弱甚至細到幾乎沒有，且意識處於朦朧、嗜睡的狀態。

本條條文被視為是少陰病的大綱，並且以「○○之為病」這種各位熟悉的形式所書寫。那麼，乍看這則條文就會知道，病人正處於有性命危險的狀態：不但血壓低，幾乎沒有脈搏，意識不清・混沌。

本條條文也有另一個翻譯版本，就是「少陰病的病人，脈象並非太陽病或陽明病那樣激烈跳動，而且也沒有其他明顯的症狀，所以可能是罹患了輕度感冒。只不過，因為病情輕微，所以病人會呈現想要躺一下的狀態（此時請吃一點麻黃附子細辛湯）」，目前相信這個翻譯版本的人似乎比較多，但這真是天大的錯誤啊。

在康治本中，並沒有麻黃附子細辛湯。麻黃附子細辛湯在現在仍是非常重要的處方，所以我認為這是康治本美中不足之處。然而，在宋本中就正式出現了麻黃細辛附子湯。

**（宋本第301條）少陰病始得之，反發熱、脈沉者，麻黃細辛附子湯主之。**

**麻黃細辛附子湯方**

**麻黃二兩、細辛二兩、附子一枚（炮、去皮、破八片）。右三味，以水一斗，先煮麻黃，減二升，去上沫，內諸藥，煮取三升，去滓。溫服一升，日三服。**

（意譯）

宋本第301條　病人在罹患少陰病初期，不但沒有惡寒，反而發熱，且脈象沉時，適合麻黃細辛附子湯。

（麻黃細辛附子湯的煎煮法）

準備去了節的麻黃二兩、細辛二兩，以火焙過且去了皮並碎成八片的附子一個，再準備一斗的水。先將麻黃放入鍋中煮，直到鍋中的水減少二升時，濾除浮沫，接著再放入剩下的兩味生薑，再開火煮至鍋中剩下三升的水時，濾除藥渣，溫溫地服用一升。一天服用三次。

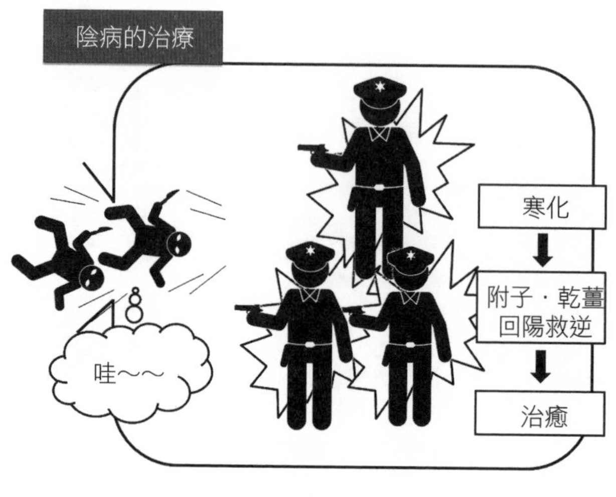


麻黃細辛附子湯使用於病人感覺自己生病了，但不是太陽病，而是一下子就得了少陰病時。少陰病一般不會感到發熱，因為病邪在經過太陽經時，只有一瞬間遭遇到體內正氣的抵抗，所以病人雖然會出現發熱症狀，但之後基本上只會感到寒冷。

在現在，當病人在感冒初期突然感到一陣發熱，又迅速出現惡寒症狀且脈浮，很像是太陽病，實際上卻不是，就是感到全身懶洋洋地，這類型感冒就可使用麻黃細辛附子湯。麻黃、細辛、附子都是溫熱藥，其中只有麻黃能解表，而後兩味生藥則是作用在裏，也就是身體內部。麻黃細辛附子湯與麻黃湯同樣是在治療類似感冒症狀時不可或缺的處方。

## 第52條　少陰病，心中煩，不得眠者，黃連阿膠湯主之。

（意譯）

第52條　病人罹患少陰病，感到胸部煩苦、睡不著時，適合黃連阿膠湯。

咦？少陰病的大綱明明寫著嗜睡呀，這則條文居然提到失眠？在宋本中關於這一條是這樣寫的：

（宋本第303條）**少陰病，得之二三日以上，心中煩、不得臥，黃連阿膠湯主之。**

如果病患比少陰病大綱所說的還要有恢復力，就不需要擔心，但是這一條所說的是罹病經過幾天後的狀況，此時病人體內的水分逐漸流失，虛熱慢慢往身體上方發展，就會引起人的煩躁感。

**黃連四兩、黃芩二兩、芍藥二兩、雞子黃二枚、阿膠三兩。右五味，以水六升，先煮三物，取二升，去滓，內膠、烊盡、小冷、內雞子黃，攪令相得，溫服七合，日三服。**

（黃連阿膠湯的煎煮法）

準備黃連四兩、黃芩二兩、芍藥二兩、雞蛋黃兩顆、阿膠三兩，共五味生藥。在六升的水中，先放入黃連、黃芩、芍藥煮，直到鍋中剩下二升的水時，濾除藥渣，再將阿膠放入鍋中，直到阿膠完全溶化，待稍冷再放入雞蛋黃並攪拌。溫溫服用七合，一天服用三次。

黃連阿膠湯中有兩味清熱藥與三味滋陰清熱的藥。雖然感覺有點像是蛋花湯，但雞蛋黃及阿膠都是動物性食物，所以營養價值很高，也可以想成喝這個湯是補充營養用的。

## 第53條　少陰病，口中和，其背惡寒者，附子湯主之。

（意譯）

病人罹患少陰病，口中沒有異常感，但感覺背後有惡寒時，適合附子湯。

「背惡寒」這個症狀曾經出現在白虎加人參湯（第43條）的條文裡。白虎加人參湯是在陽明病時使用，病人有「口煩渴」的熱證，但在本條的附子湯裡則是「口中和」而不是「口煩渴」，不是熱證。也就是說，「背惡寒」是因寒氣所引起的。

附子湯（附子二枚炮去皮破八片、白朮三兩、茯苓三兩、芍藥三兩、人參二兩）是將真武湯裡的生薑以人參代替，期待能發揮滋陰作用。

**附子二枚炮去皮破八片、白朮三兩、茯苓三兩、芍藥三兩、人參二兩。右五味，以水八升煮，取三升，去滓，溫服八合，日三服。**

（附子湯的煎煮法）

將附子兩個以火焙烤過後，去皮切成八塊、白朮三兩、茯苓三兩、芍藥三兩、人參二兩，準備以上五味生藥。放入八升的水中煮，直到鍋中的水剩下三升後，濾除藥渣，溫溫地服用八合，一天服用三次。

與真武湯不同的還有，附子湯裡的附子是加倍後成為主藥，更加提升了溫裏作用。在宋本中，「附子湯主之」之前還有一句「當灸之」，既然用了艾灸，目的當然就是溫熱身體。

**第54條　少陰病，身體疼、手足寒、骨節痛、脈沉者，附子湯主之。**

（意譯）
第54條　病人罹患少陰病，身體會感到疼痛、手腳冰冷、骨節疼痛、脈象沉，適合附子湯。

條文中，到「骨節痛」之前的症狀在陽病中也可見（參考第15條麻黃湯）。因為這裡寫著「脈沉」，所以可以知道這不是陽病，而是陰病。這麼一來，可以知道體痛、骨節痛是由寒邪所引起，於是用附子湯來溫暖身體。麻黃湯的身體痛與骨節痛是由於水毒所引起的。附子湯或許也同樣與水毒有關。如果真是這樣，就能很清楚了解，處方中何以有茯苓與白朮這些利水藥。

**第55條　少陰病，下利便膿血者，桃花湯主之。**

（意譯）
病人罹患少陰病，出現下痢且便中有膿血者，適合桃花湯。

少陰病的下痢會伴隨黏血便，類似現在發炎性腸道疾病（IBD）的一些疾病（潰瘍性大腸炎、克隆氏症）。

赤石脂一斤一半全用一半篩末、乾薑一兩、粳米一升。右三味，以水七升煮，米熟湯成，去滓，內赤石脂末，溫服七合，日三服。

（桃花湯的煎煮法）

準備赤石脂一斤，分成兩份，一份直接煎煮，另一份用篩子篩出粉末。另準備乾薑一兩、粳米一升，共三味生藥。在七升的水中，放入未過篩的赤石脂、乾薑、粳米煮。直到米煮成粥狀後，濾除藥渣，再放入篩過的赤石脂粉末，溫溫地服用七合，一日服用三次。

桃花湯（赤石脂一斤，一半全用一半篩末、乾薑一兩、粳米一升）中的赤石脂具有止血、收斂的作用，是這個處方中的主藥。用乾薑溫暖身體，用粳米來幫忙止瀉。桃花湯並沒有科學中藥。

## 第56條　少陰病，吐利、手足逆冷、煩躁欲死者，吳茱萸湯主之。

（意譯）

第56條　病人罹患少陰病，出現嘔吐、下痢且手腳末端冰冷的症狀，而且感到有快死了的苦悶感時，適合吳茱萸湯。

這裡的病人有嘔吐加下痢的症狀，我一開始一度以為是太陰病，但條文開頭卻寫著「少陰病」。因此可以知道寒邪在胃中，導致病人有嘔吐與下痢的症狀，同時因為寒邪，所以手腳冰冷。另外，由於病人下半身寒導致熱無法受到控制地上升到上半身，因而引起頭痛。

**吳茱萸一升、人參二兩、大棗十二枚擘、生薑六兩。右四味，以水七升煮，取二升，去滓，溫服七合，日三服。**

（吳茱萸湯的煎煮法）

準備吳茱萸一升、人參二兩、剝開的大棗十二個、生薑六兩，將以上四味生藥放入七升的水中煮，直到鍋中的水剩下二升後，濾除藥渣，溫溫地服用七合。一天服用三次。

吳茱萸湯的主藥是吳茱萸。吳茱萸能溫暖脾胃，具有止吐作用。生薑也有同樣的作用。

## 第57條　少陰病，咽痛者，甘草湯主之。

（意譯）

第57條　病人罹患少陰病，咽喉痛者，適合甘草湯。

即使不是少陰病，只要有咽頭痛就可以使用甘草湯。但由於人們擔心假性醛固酮減少症的副作用，現在已不太使用。本條在宋本中是這樣寫的：

**（宋本第311條）少陰病二三日，咽痛者，可與甘草湯，不差，與桔梗湯。**

**桔梗湯方**

**桔梗一兩、甘草二兩。右二味，以水三升，煮取一升，去滓。溫分再服。**

（意譯）

宋本第311條　病人罹患少陰病，經過兩、三日後，咽喉疼痛時，適合甘草湯。但如果服用甘草湯後還沒有痊癒，則改吃桔梗湯。

（桔梗湯的煎煮法）

準備桔梗一兩、甘草二兩。將以上兩味生藥放入三升的水中煮，直到鍋中的水剩下一升，濾除藥渣後，分成兩份，每次溫溫地服用。

**甘草二兩。右一味，以水三升煮，取一升二合，去滓，溫服七合。日三服。**

（甘草湯的煎煮法）

準備甘草二兩，放入三升的水中煮，直到鍋中的水剩下一升二合後，濾除藥渣後，溫溫服用七合，一天三次。

「甘草湯無法治療時，改給予這個」的桔梗湯反而常用在扁桃腺炎與扁桃腺週邊發炎時。

## 第58條　少陰病，下利者，白通湯主之。

（意譯）

第58條　病人罹患少陰病，有下痢症狀時，適合白通湯。

在宋本中與這個條文相同的條文是以下這則條文：

（宋本第315條）少陰病，下利、脈微者，與白通湯。利不止、厥逆無脈、乾嘔、煩者，白通加豬膽汁湯主之。服湯，脈爆出者死，微續者生。

（意譯）
宋本第315條　病人罹患少陰病，下痢且脈象微弱時給予白通湯。如果給了白通湯喝，病人下痢仍舊沒有止住，且手腳末端冰冷、摸不到脈象，又乾嘔、胸悶痛苦時，適合給白通加豬膽汁湯。喝下白通加豬膽汁湯後，如果脈象突然又急又強，病人就會死亡。反之，如果脈象變得微弱但持續，則病人會活下來。

條文講到這裡，各位應該比較能夠理解了。

蔥白四莖、乾薑一兩半、附子一枚生用去皮破八片。右三味，以水三升煮，取一升二合，去滓，分溫再服。

（白通湯的煎煮法）

準備四根份量的蔥白、乾薑一兩半、去皮並碎成八片的生附子一顆。將以上三味生藥，放入三升的水中煮，直到鍋中的水剩下一升二合後，濾除藥渣，分成兩份，每次溫溫地服用。

白通湯（蔥白四莖、乾薑一兩半、附子一枚生用去皮破八片）中的蔥白是用在有裏寒的下痢時；附子則是使用毒性強的生附子。我們用這帖「辛辣處方」來給身體一個衝擊，以觸發身體治癒的機轉。

如果病人在服用了白通湯後，依然有下痢症狀，且反而更加煩躁時，則改讓病人服用白通加豬膽汁湯，並把脈看看，之後就看老天爺的安排，這則條文寫的就是這個狀況。白通湯加上豬的膽汁，味道強烈，是難以入口的處方。尤其是現在，一般的漢方醫師不會用這個處方。

此外，宋本的條文中出現「死」這個字，這個字特別常出現在少陰病中。比方說以下這則條文：

**（宋本第300條）少陰病，脈微細沉、但欲臥、汗出不煩、自欲吐，至五六日，自利、復煩躁不得臥寢者，死。**

（意譯）
宋本第300條　病人罹患少陰病，脈象微弱且沉細，尤其只想一直躺著，會流汗卻不感覺煩，而且一直想吐。這樣到了五、六天時，病人開始出現下痢症狀，並變得煩躁睡不著時就會死亡。

如同這些條文裡所寫的，「少陰病到了這個症狀時會死亡」「少陰病出現這些那些症狀時會死亡」等，好多條文都寫著死證。雖然在厥陰病的條文裡也記載了好多處的死證，但一直在條文中看到「死」「死」「死」，即使身為醫者，內心也無法保持平靜。在少陰病、厥陰病篇中，有好幾條條文都是病人處於「不是痊癒就是死亡」的臨界點上。現在讀《傷寒論》時，我都會為了在古代，《傷寒論》是一本當病人處於生死交界可信賴的書而感到放心。

**第59條　少陰病，腹痛、小便不利、四肢沉重疼痛、自下利、或咳、或小便利、或不下利、嘔者，真武湯主之。**

本條在宋本中是這樣寫的：

（宋本第316條）少陰病，二三日不已，至四五日，腹痛、小便不利、四肢沉重疼痛、自下利者，此為有水氣。其人或咳、或小便利、或下利、或嘔者，真武湯主之。

像這樣，有一些地方不太一樣，但是補充的資訊卻讓人對這則條文有多一些的理解，我試著把兩條一起翻譯成以下這樣：

（意譯）

第59條　病人罹患少陰病，過了幾天之後，出現腹痛、尿不出來的症狀，而且四肢沉重疼痛，自然下痢時，表示體內有水氣，此時適合真武湯。另外，如果還有咳嗽，或是有尿，或是沒有下痢卻嘔吐時，也適合真武湯。

前面第25條條文也曾提及過真武湯是治療水毒的處方。病人的狀態是水在胃裡、身體虛冷。體內的水沒有變成尿，而是淤積在四肢，變成浮腫狀態，雖然會有胃內停水，卻會自然下痢。這樣的狀態可以用真武湯（白朮三兩、茯苓三兩、芍藥三兩、生薑三兩切、附子一枚炮去皮破八片）來治療。真武湯對應的症狀除了上述那些，還有可能會出現由於水分停滯造成的體內的氣往上方逆衝的狀態，以及原本應該以下痢形式排出的水卻以尿液形式排出的狀態，但無論如何，本質上都是少陰病水毒證，都是一樣的。

**白朮三兩、茯苓三兩、芍藥三兩、生薑三兩切、附子一枚炮去皮破八片。右五味，以水八升煮，取三升，去滓溫服七合，日三服。**

（真武湯的煎煮法）

準備白朮三兩、茯苓三兩、芍藥三兩、切片的生薑三兩、以火焙過去皮的附子一個並切成八片，將以上五味生藥放入八升的水中煮。直到鍋中的水剩下三升，濾除藥渣後，溫溫地服用七合，一天服用三次。

**第60條　少陰病，下利清穀、裏寒外熱、手足厥逆、脈微欲絕、身反不惡寒，其人面赤色。或腹痛、或乾嘔、或咽痛、或利止、脈不出者，通脈四逆湯主之。**

（意譯）

第60條　病人得少陰病，症狀有：帶有未消化食物糞便的下痢、體內明明有寒氣，外表表現出來的卻是熱。手足四肢末端冰冷、脈象非常微弱到像是要停止般，但是身體卻沒有出現惡寒症狀，而且臉部呈現紅色，此時適合通脈四逆湯。另外還有腹痛、乾嘔、咽喉疼痛、即使下痢已經停止，還是摸不太到脈象時，適合通脈四逆湯。

這一條條文跟前一條條文所說的很相似，但是人體內部明明非常寒，外部卻是帶有熱（內寒外熱）的這一點不同。疾病進行到目前為止，這位病人已經從少陰病的真武湯證進一步發展成厥陰病了。本條文還提供了厥陰病治療處方——通脈四逆湯（甘草二兩炙、附子一枚生用去皮破八片、乾薑三兩）。

**甘草二兩炙、附子一枚生用去皮破八片、乾薑三兩。右三味，以水三升煮，取一升二合，去滓，分溫再服。**

（通脈四逆湯的煎煮法）

準備蜜炙過的甘草二兩、去皮碎成八片的生附子一個、乾薑三兩，將以上三味生藥放入三升的水中煮，直到鍋中的水剩下一升二合時，濾除藥渣，分成兩份，每次溫溫地服用。

這一個處方的內容跟四逆湯（甘草二兩炙、附子一枚生用去皮破八片、乾薑一兩半）相同，只有乾薑的量不同，但通脈四逆湯溫暖的效果更甚。關於四逆湯，我將在第62條時再談。

## 第61條　少陰病，下利、咳而嘔、渴、心煩、不得眠者，豬苓湯主之。

（意譯）

第61條　病人得少陰病，症狀有下痢、咳嗽且嘔吐、口渴、胸悶睡不著時，適合豬苓湯。

如同第59條中所說，少陰病的下痢與咳嗽是起因於寒邪的症狀，嘔、渴、心煩、失眠的部分則如同第60條所說，是熱所引起的症狀。因此，這一條說的就是內寒外熱（裏寒外熱）。

豬苓一兩、澤瀉一兩、茯苓一兩、阿膠一兩、滑石一兩。右五味，以水六升煮，取二升，去滓，內阿膠，烊盡，溫服七合，日三服。

（豬苓湯的煎煮法）

準備豬苓一兩、澤瀉一兩、茯苓一兩、阿膠一兩、滑石一兩五味生藥。將阿膠以外的生藥放入六升的水中煮，直到鍋中的水剩下二升時，濾除藥渣，再加入阿膠攪拌，直到完全融化，每次溫溫服用七合，一天三次。

原本以為是簡單的下痢，且可以用豬苓湯來治，但是先來看看在宋本中的這一條條文：

「**少陰病，下痢六七日，咳而嘔……**」（宋本第319條）

從此處可知，原來下痢已經持續很久，當然，身體的水分也流失了不少。由此可知，豬苓湯是利尿清熱劑之一。豬苓、澤瀉具有止瀉利尿作用，阿膠與滑石則具有清熱作用，現在也很常用來治療膀胱炎與尿道炎。然而，當人體處於水分缺乏的狀態，還使用利尿劑的豬苓湯難道不會讓病人更不舒服嗎？通脈四逆湯不是比較合適嗎？

**第62條　少陰病，脈沉者，宜四逆湯。**

（意譯）
第62條　病人得少陰病，脈象沉時，適合四逆湯。

之前已經提過四逆湯，而且也說明過通脈四逆湯，所以，我想各位已經都明白這個部分。但是有一點要特別說明，就是關於四逆湯（甘草二兩炙、乾薑一兩半、附子一枚生用去皮破八片）的生藥構成是直到這一條才出現，所以就來介紹一下。

**草草二兩炙、乾薑一兩半、附子一枚生用去皮破八片。右三味，以水三升煮，取一升二合，去滓，分溫再服。**

本條文中所寫的「草草」，一般認為應該是甘草的筆誤。

## 厥陰病

**第63條** 厥陰之為病，消渴、氣上撞心、心中疼熱、飢而不欲食、食則吐、下之、利不止。

（意譯）

第63條　厥陰病的病證是，病人有非常口渴的症狀，以及氣上衝、心悸亢奮、胸部感到疼痛與熱感、明明沒有進食卻完全不感到飢餓，而且一吃東西就吐，若給瀉下藥，病人就下痢不止。

本條條文是說明厥陰病的大綱，看了翻譯應該就可以了解，那我們來看看「消渴」這個詞。所謂的消渴，就是無論怎麼喝水都好像沒有喝一樣，水不見了，而且是一直想要喝水的激烈口渴表現。然而實際上，水並沒有不見，同時這也是現代糖尿病病人疏忽時會出現的多喝多尿症狀。消渴在漢方醫學中認為是熱證。氣上撞心、心中疼熱同樣也是。然而，厥陰病所出現的熱與陽明病的熱的偏在不同，而是如第60條的通脈四逆湯所寫的，是內寒外熱的熱的偏在，但這一條所寫的是上熱下寒的狀態，因此是屬於身體下部寒冷造成下痢不止的症狀。在厥陰病中，寒邪在腹部，而正氣（溫暖身體的陽氣）被逼著往上方走，使得原本應該要互相制衡的陰・陽分裂了，這樣的狀態非常危險，因此也是傷寒的最後階段，是屬於末期症狀。

本條條文中的「食則吐」部分在宋本中是寫成「食則吐蚘」，也就是病人口吐蛔蟲（宋本第326條）。看到這裡，各位可能會覺得噁心，但是當時蛔蟲在人體內是正常的，幾乎每個人都有。吃了東西就吐蛔蟲，可能確實發生過，但如果想成是吃了東西就吐，應該會比較自然。

## 第64條 發汗，若下之後，煩熱、胸中窒者，梔子豉湯主之。

（意譯）

第64條 病人在發汗、瀉下後，身體發出讓人胸悶煩躁的熱，病人胸部有阻塞感而痛苦不已時，適合梔子豉湯。

這個症狀與第63條相似。不同之處在於，本條條文中的熱證是在病人發汗、瀉下後才出現，相對於此，第63條條文則是在一開始就出現。本條條文是說明，醫師採取發汗與瀉下的正當治療手法（仔細想想應該是這樣），因此，病人得的是太陽病或是陽明病，而不是厥陰病。所以，適合陽病這個狀態的治療法就是梔子豉湯（參考第24條「發汗、若下之後，虛煩不得眠，若實劇者，必反復顛倒、心中懊憹，梔子豉湯主之」）。在宋本中太陽病的部分有這麼一條條文，然而在康治本中卻出現在厥陰病這裡，我想作者是想要藉此警惕後世讀者，「雖然看來很像是厥陰病，但也可能會搞錯」。

## 第65條　傷寒，脈滑、厥者、裏有熱，白虎湯主之。

（意譯）

第65條　病人得傷寒，脈明明很滑卻手腳冰冷，這表示裏有熱，適合白虎湯。

本條條文跟第41條「傷寒，脈浮滑、表有熱、裏有寒者，白虎湯主之」很類似。但是本條中的「厥」也就是手腳末端冰冷這一點則與裏有寒熱不同。

關於「厥」，第60條的「少陰病，下利清穀、裏寒外熱、手足厥逆、脈微欲絕、身反不惡寒，其人面赤色、或腹痛、或乾嘔、或咽痛、或利止、脈不出者，通脈四逆湯主之」中也有出現，但是由裏熱，也就是「內寒外熱」所引起的。而本條中的「厥」與此不同，是由「內熱外寒」所引起。脈滑表示有內熱，也就是本條文是屬陽明病，因此才適合白虎湯。這也與第64條一樣很相似，我想也是要讀者多留意的意思。

說到「厥」，在康治本裡並沒有，宋本裡提到的是現在也常用的當歸四逆加吳茱萸生薑湯。讓我來說明一下。首先，從基本處方的當歸四逆湯說起。

**（宋本第351條）手足厥寒、脈細欲絕者，當歸四逆湯主之。**

**當歸四逆湯方**

**當歸三兩、桂枝三兩（去皮）、芍藥三兩、細辛三兩、甘草二兩（炙）、通草二兩、大棗二十五枚（擘）。右七味，以水八升，煮取三升，去滓。溫服一升，日三服。**

（意譯）

第351條　手足非常冰冷、脈象細到像是馬上要消失時，適合當歸四逆湯。

（當歸四逆湯的煎煮法）

準備當歸三兩、去皮的桂枝三兩、芍藥三兩、細辛三兩、蜜炙過的甘草二兩、通草二兩、剝開的大棗二十五個，將以上七味生藥放入八升的水中煮，直到鍋中的水剩下三升後，濾除藥渣，每次溫溫地服用一升。一天服用三次。

（宋本第352條）若其人內有久寒者，宜當歸四逆加吳茱萸生薑湯。

當歸四逆加吳茱萸生薑湯方

當歸三兩、芍藥三兩、甘草二兩（炙）、通草二兩、桂枝三兩（去皮）、細辛三兩、生薑半斤（切）、吳茱萸二升、大棗二十五枚（擘）。右九味，以水八升，清酒六升和，煮取五升，去滓。溫分五服。

（意譯）

第352條　如果病人的寒邪在體內慢慢累積起來時，適合給予當歸四逆加吳茱萸生薑湯。

（當歸四逆加吳茱萸生薑湯的煎煮法）

準備當歸三兩、芍藥三兩、蜜炙過的甘草二兩、通草二兩、去皮的桂枝三兩、細辛三兩、切片的生薑半斤、吳茱萸二升、剝開的大棗二十五個共九味生藥。混合六升的水與六升的清酒後，將所有生藥放入煮，直到鍋中的水剩下五升，濾除藥渣，分成五份，每次溫溫地服用。

在當歸四逆湯中加入吳茱萸（二升）與生薑（半斤切）就成了當歸四逆加吳茱萸生薑湯，但是這兩個處方在現在都不會用在病人心跳即將停止時，而多用在病人有慢性虛冷症、末梢循環不全、因虛冷引起的頭痛或腹痛時。當然，原因可能在於，現在這兩個處方中的生藥搭配量也都減少到幾公克而已，起不了救命的作用。

所謂的四逆是，明明體內有熱，病人卻因為壓力等感到憂鬱並造成體內的氣循環惡化，導致四肢冰冷，此時就適合四逆湯。這個處方在康治本中也沒有出現。

（宋本第318條）少陰病，四逆，其人或咳、或悸、或小便不利、或腹中痛、或泄利下重者。四逆散主之。

四逆散方

甘草（炙）、枳實（破、水浸、炙乾）、柴胡、芍藥。右四味，各十分，搗篩。白飲和服方寸匕，日三服。咳者，加五味子、乾薑各五分，並主下利；悸者，加桂枝五分；小便不利者，加茯苓五分；腹中痛者，加附子一枚、炮令坼；泄利下重者，先以水五升、煮薤白三升，去滓，以散三方寸匕，內湯中，煮取一升半。分溫再服。

（意譯）

宋本第318條　病人得少陰病，手腳末端冰冷、咳嗽、心悸、尿不出來、腹痛且下痢（裏急後重）時，適合四逆散。

（四逆散方的煎煮法）

準備蜜炙過的甘草、枳實、柴胡、芍藥，以上四味各十分。將所有生藥搗成粉末狀並過篩後備用。以熱開水服用一湯匙，一天服用三次。如果病人有咳嗽症狀時，再加各五分的五味子與乾薑，可一併治好下痢症狀。當病人有心悸，則加桂枝五分。病人尿不出來時，則加茯苓五分。病人有腹痛症狀時，則加入以火焙烤過且敲碎的附子一個。病人有下痢且裏急後重時，先以水五升煮蔥白三升，直到鍋中的水剩下三升，濾除蔥白後，加入四逆散三匙，再開火煮至剩下一升半的水後，分成兩份，溫溫服用。

## 《傷寒論》的最後補充

以上，我以康治本《傷寒論》為主，把《傷寒論》大致說明完畢，各位是否已經能掌握概略了呢？如果只以康治本《傷寒論》來作為現代臨床應用，實際上仍顯不足，因此，我把宋本的某些部分拿來當作補充，希望下次各位可以繼續讀宋本《傷寒論》。

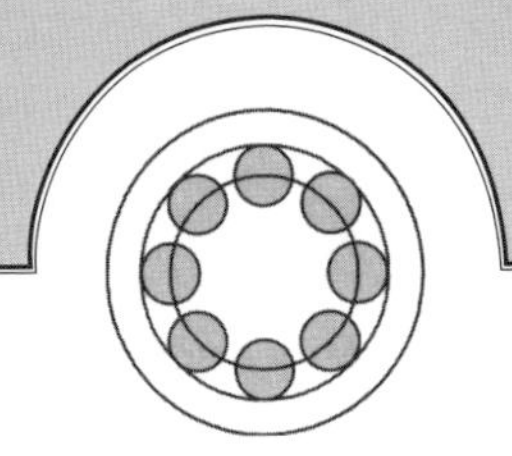

# 第2部

# 《金匱要略》

## 《金匱要略》

如同我在第一部裡說到的，現代的《傷寒論》是由原本的《傷寒論》之後再加上《金匱要略》而變成《傷寒雜病論》（張仲景編著）。歷史上，「傷寒」與「金匱」總是分分合合，現今則是合在一起，而且還非得要接觸些《金匱要略》不可。

現代也經常使用的麥門冬湯跟當歸芍藥散等處方都出於《金匱要略》。其他還有大黃甘草湯、桂枝茯苓丸、半夏厚朴湯、溫經湯、防已黃耆湯、大建中湯、酸棗仁湯等也都是先出現在《金匱要略》中。《金匱要略》與《傷寒論》合併之後，我們現在所使用的處方幾乎（說得過頭了，約是三分之一）都是從這兩部經典而來。

《金匱要略》由以下的內容所構成：

臟腑經絡先後病脈證　第一
痙濕暍病脈證治　第二
百合狐惑陰陽毒病脈證治　第三
瘧病脈證并治　第四
中風歷節病脈證并治　第五
血痹虛勞病脈證并治　第六

肺痿肺癰咳嗽上氣病脈證治　第七
奔豚氣病脈證治　第八
胸痺心痛短氣病脈證治　第九
腹滿寒疝宿食病脈證治　第十
五臟風寒積聚病脈證并治　第十一
痰飲咳嗽病脈證并治　第十二
消渴小便不利淋病脈證并治　第十三
水氣病脈證并治　第十四
黃疸病脈證并治　第十五
驚悸吐衄下血胸滿瘀血病脈證并治　第十六
嘔吐噦下利病脈證治　第十七
瘡癰腸癰浸淫病脈證并治　第十八
趺蹶手指臂腫轉筋陰狐疝蚘蟲病脈證　第十九
婦人妊娠病脈證并治　第二十
婦人產後病脈證治　第二十一
婦人雜病脈證并治　第二十二

雜療方　第二十三
禽獸魚蟲禁忌并治　第二十四
果實菜穀禁忌并治　第二十五

首先，《金匱要略》與《傷寒論》不同的地方是，《傷寒論》是依六經的順序所書寫，而《金匱要略》則是先有總論般的條目（第一），然後（第二之後）以「疾病別」來分門別類地書寫。

「第一」到「第二十五」的各章節有「脈證并治」「脈證治」，也有「脈證」以及「禁忌并治」等，這些各別約由二十則條文所組成，每一項都寫有脈（診斷）跟治（處方）。「第一」裡沒有處方，「第二十三」到「第二十五」則沒有診斷。

每一章節的意思很令人好奇，但從字面上大致也能掌握。我還是大略說明如下：

（意譯）
第1「臟腑與經絡的疾病在發展時的脈證」
第2「伴隨著痙攣的疾病、受濕氣影響所帶來的疾病、熱射病的脈證與治療法」
第3「精神病以及畢賽氏症候群相關的脈證與治療法」
第4「瘧疾的脈證與治療法」

第5「腦血管障礙、關節疾病的脈證與治療法」
第6「伴隨痲痺、虛弱、疲勞的疾病的脈證與治療法」
第7「肺結核、肺炎、咳嗽性疾病的脈證與治療法」
第8「恐慌症、發作性頻脈（陣發性心跳過速）等疾病的脈證與治療法」
第9「冠狀動脈疾病、伴隨窒息疾病的脈證與治療法」
第10「腹部脹滿、因虛冷引起的腹痛疾病、因食物滯留腸胃的疾病的脈證與治療法」
第11「五臟受風邪、內外邪氣滯留腹部所引起的各種疾病脈證與治療法」
第12「因水毒以及伴隨咳嗽的疾病脈證與治療法」
第13「伴隨強烈的口渴、多尿、頻尿（糖尿病？）的脈證與治療法」
第14「伴隨身體浮腫的疾病脈證與治療法」
第15「伴隨黃疸的疾病的脈證與治療法」
第16「伴隨心悸、吐血、鼻出血、便血、胸部脹滿、瘀血的疾病脈證與治療法」
第17「伴隨嘔吐、打嗝、下痢等的疾病的脈證與治療法」
第18「伴隨化膿性皮膚疾病、闌尾炎、濕疹等疾病的脈證與治療法」
第19「因跌倒造成的手指與手肘的紅腫、筋的扭傷、疝氣、寄生蟲病的脈證與治療法」
第20「女性懷孕時的疾病脈證與治療法」

第21「女性產後的疾病脈證與治療法」
第22「女性各種傷病的脈證與治療法」
第23「其他各式傷病的治療法」
第24「吃食鳥、獸、海鮮類時的注意事項、禁忌，以及飲食中毒時的治療法」
第25「吃食水果、蔬菜、穀物時的注意事項、禁忌，以及飲食中毒時的治療法」

在此順帶一提，「第三」中有個像是畢賽氏症候群的條文，雖然畢賽氏症候群在現代屬於罕見疾病，但在當時中國卻是非常普遍的疾病。又或者，「第三」所提的是現代所沒有的疾病，關於這一點仍舊是個謎。而我個人則想要否定這樣的說法。

那麼，以下來看看幾則典型的條文。

（腹滿寒疝宿食病脈證治　第十）心胸中大寒痛，嘔不能飲食、腹中寒、上衝皮起、出見有頭足、上下痛而不可觸近，大建中湯主之。

（意譯）
病患的胸部感到非常寒冷且疼痛、因為脹氣而吃不下東西。肚子裡有寒邪，寒邪突然跑到體表上，使得腹部的皮膚隆起，看起來像是有頭有腳，而且會上下活動，但是因為病人非常疼痛使得醫生無法碰觸時，請給病患大建中湯。

（肺痿肺癰咳嗽上氣病脈證治　第七）大逆上氣、咽喉不利、止逆下氣者，麥門冬湯主之。

（意譯）
病人嚴重咳嗽，喉嚨吞嚥困難、止咳逆使氣下行的處方是麥門冬湯。

（婦人雜病脈證并治第　二十二）婦人咽中如有炙肉，半夏厚朴湯主之。

（意譯）
婦女感覺喉嚨裡有如燒肉梗喉般時，適合半夏厚朴湯。

看完上述幾則條文感覺如何呢？有沒有發現這些條文的語調跟《傷寒論》的不太一樣呢？

另外，雖然章節名稱裡寫著「脈證辨治」，但實際內容裡卻完全沒有提到脈證，相對的是簡潔說明了非常具體的症狀。但是由於條文裡並沒有書寫關於該症狀為何適用某個處方的原因，所以《金匱要略》並不如《傷寒論》那般的思路清晰。倒不如說，整體文字有如禪師與學生的問答般，文字量多很多，而這正是《金匱要略》的特徵。當然，《金匱要略》裡也有各處方的生藥構成與煎煮法。

與確立理論、流暢說明理論的《傷寒論》不同，《金匱要略》顯得龐雜許多。而且雖然開宗明義寫明了「疾病別」，那些疾病分類在現在看來實在太過隨便，有許多處都像是收集了各個處方的處方集，也有很多是現今也不太使用的處方、生藥，更多的是無法推敲的疾病（？）。認真說來，我覺得沒有必要仔細閱讀《金匱要略》。

因此，本書就不針對《金匱要略》做全文解說，只大略說明關於現在也還在活用的部分，以及我認為很重要的處方與思考法。

而且，對於已經讀完《傷寒論》的各位來說，要讀《金匱要略》也不會太過困難。

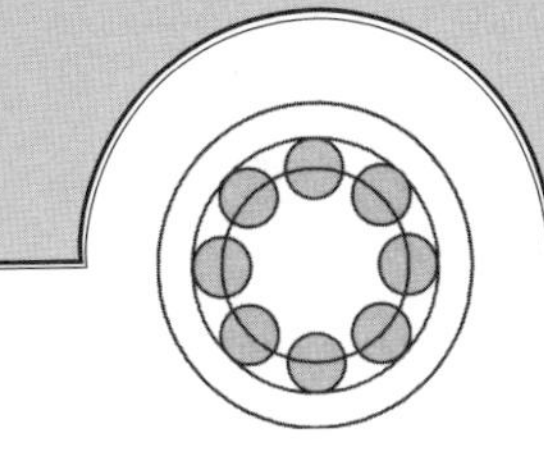

# 第3部

# 溫病學

## 再論陰陽

先不討論為什麼我們還要「再」談一次陰陽，要知道的是，從中國發跡的漢方醫學，深受陰陽五行觀念影響。或許有人會想：「都已經寫了大半本了，你現在還想說什麼？」但我經常感到非常不可思議，因為日本的漢方專家有很多人根本忘了這件事啊！

《傷寒論》有其重要地位，也已經達到被視為是學習漢方時必讀基礎書籍的地位。而且《傷寒論》是一本談論關於「受寒邪侵害」的疾病狀態的書籍。所謂的寒正是陰陽裡的「陰」，如此一來，當然也應該要有被「陽」所侵害的病態。如果依據陰陽學說來看，相對於「寒」就是「熱」，因此，一定有被熱所侵害的病態。

日文中，「溫」這個字只有「溫暖的」「和煦的」等等給人溫暖的意象，但在中文裡卻是熱的意思，而溫病就是與傷寒相對的病態概念。

溫病學這門學問在中國與《傷寒論》相提並論，而且會一起學習。但在日本，現在才正要開始發展，究竟這樣的落差從何而來呢？

原因有很多，如果以現狀來看，原因可能在於，溫病中使用的處方，並沒有製成濃縮科學中藥，造成購買困難。從《傷寒論》的處方幾乎都已製成濃縮科學中藥的情況來看，對待溫病時是以寒涼藥來處理。

當然，現在之所以沒有將溫病相關處方製成濃縮科學中藥的原因在於，日本國內極少發生溫病，或是已經以其他方式（西洋醫學）來治療病患，所以更是不需要溫病學。這麼說來，這些理由應該可以成立。

那麼，溫病究竟是什麼呢？

對溫病已經有所了解的人或許會認為「沒什麼好說的」，但漢方初學者一定所知不多，而且令人驚訝的是，有些已經身為醫師的人居然也不知道，所以我想在此說明一下。以溫病與傷寒來做對比，我更理解傷寒，但我們還是來看一下。

## 何謂溫病

傷寒，始於健康的身體開始感到惡寒，這就是所謂的「寒邪襲表」。

相對於傷寒，健康的身體開始感到熱感時就是溫病。溫熱的邪氣從體表往體內發展，開始展現出正氣與熱邪戰鬥的這一個時間點與傷寒相似，但是，整個過程中，病人完全沒感到有寒氣這一點與傷寒全然不同。往身體內部進攻的溫熱邪氣，終於影響到身體的津液，病人除了開始感到強烈的口渴或出現便祕症狀，進而轉變為脫水症狀之外，身體內部從中央開始感到潮熱，並發生意識障礙。如果溫熱邪氣再更進一步往體內發展，會侵犯到血分。此時身體多處將會出現出血症狀，最後會奪走病人的性命，這一整個過程就是溫病。

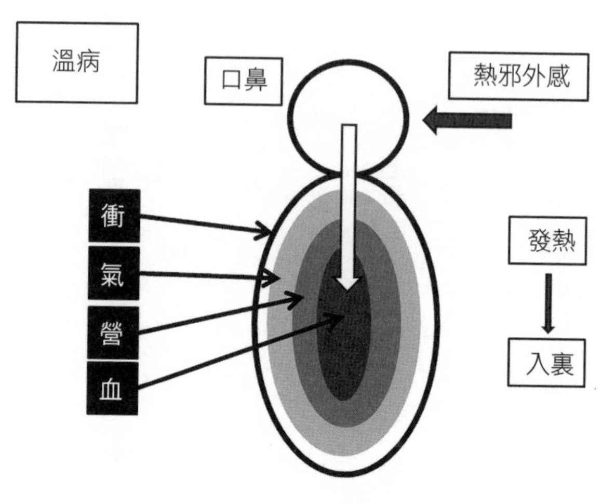


關於傷寒的具體實例，想必各位已經相當了解。所謂的傷寒是感冒、流感等感染性與發熱性疾病的總稱。傷寒初期基本上就是惡寒，然後出現關節痛或肌肉疼痛……等過程，這些在臨床上都很常見，漢方治療大多都能應對。然而，病人得溫病時又是如何呢？

上一段提到溫病發展過程的相關疾病，我們這些日本的臨床漢方醫師並沒有那麼多應對經驗，或者說，就算醫師們遇到溫病的病人也多以現代醫學的治療方式在思考與應對。現實是這樣的，當一位出現脫水或出血症狀的病人出現在醫師面前，會開立漢方處方的醫師，在二十一世紀的日本中根本不可能存在。

然而，如果是漢方醫師遭遇到二〇一四年在非洲所發生的伊波拉病毒感染病人時，又會如何應對呢？我自己雖然沒有直接診治這類病人的經驗，但是從各方資訊來推測，我猜想伊波拉病毒出血熱應該屬於溫病的一種。現在治療伊波拉病毒出血熱時，是以一種名為Avigan®的流感抗病毒藥劑來治療，據說是有效的。但是我覺得，如果以溫病學的知識與處方來應對，應該完全是可行的。

## 溫病學的歷史

接下來看看溫病學究竟是如何發展而來的呢？

實際上，關於溫病的記載也有出現在《傷寒論》裡，不過並沒有出現在康治本《傷寒論》中。趙開美版本《傷寒論》的「弁太陽病脈證并治上第五」中也記述著：「太陽病，發熱而渴，不惡寒者，為溫病。」（意譯：病人得太陽病，雖然身體發熱也感到口渴，卻沒有感到惡寒時，就屬於溫病。）

在另一本經典《難經》的「第五十八難」中也寫有：「傷寒有五。有中風、有傷寒、有濕溫、有熱病、有溫病。」（意譯：傷寒有五類。中風、傷寒、濕溫、熱病、溫病。）此時，傷寒就分有廣義與狹義兩種，由此可知，自古就有關於溫病的記載。

至於溫病的發展，實際上的起點應該是劉河間（劉完素：一一一〇～一二〇〇年）。他著有《素問玄機原病式》《素問病機氣宜保命集》與《傷寒直格》等書籍，也曾經說過「光只有《傷寒論》是不夠的」。

其後，吳又可（吳有性：一五八二？～一六五二？）出現，他藉由大量的臨床實踐，留下了一本名為《瘟疫論》的著作。在這本著作中，他提到瘟疫的病因來自於自然界的病原體，是一種特殊的「癘氣」（雜氣・戾氣・疫氣），與一般認為的六淫（風・寒・暑・濕・燥・火）不同。並且說到，癘氣具有強大的傳染性，「邪自口鼻而入……」也就是指經口與經鼻感染。關於治療方法，則需要徹底地攻下與清熱（＋養陰）。與傷寒明顯不同的是，在面對傷寒相關病症時，醫師首先要使用辛溫藥以解表。

在吳又可之後，是著名的葉天士（葉桂・葉香岩：一六六七～一七四六年）。由葉天士門生將其口述內容加以筆記整理而成的《溫熱論》中，記載了關於溫病的病因、病機、感染路徑、侵犯部位、傳病規則、與傷寒的區別方法、治療法則等，並確立了溫病學派的基礎。其中，葉天士創立的嶄新辯證法「衛氣營血弁證」更是劃時代的發展。

吳鞠通（吳瑭：一七五八～一八三六年）模仿《傷寒論》寫下了《溫病條辨》一書，在書裡提倡「三焦辨證」，至此，溫病學說的理・法・藥可以說已經全面完成了。

王孟英（王世雄：一八〇九～一八九〇年）將《黃帝內經》《傷寒論》《金匱要略》等古典醫書作為「經線」，將葉天士、陳平伯、薛生白、余師愚等的新見解作為「緯線」，再加上其他各學者與自己的思考所得，寫成了《溫熱經緯》一書。至此，王孟英將溫病再做了更深一層的發展。

# 葉天士《溫熱論》

接著我們一起來認識溫病。

這本書的後半部，我選擇介紹葉天士的《溫熱論》。原因在於，《溫熱論》裡很簡潔地整理出了溫病的重點，再加上全文不長，比較能快速掌握溫病的全貌。最後一個理由是，《溫熱論》是學習溫病的必讀經典。

然而，這本《溫熱論》並不是由葉天士本人所寫的。放到現代來看也一樣。一般非常優秀的演奏者跟表演者都是全心專注於現場的表演，不會動手寫書。如同老子《道德經》第56章裡所說：「知者不言，言者不知」，道是只能意會而不能言說的。據說，《溫熱論》這本經典是某日葉天士搭船遊歷某個不知名的湖泊時，跟同行門生們的談話內容，而後由唐大烈與華岫雲兩人各自私下記錄下來。當然，唐大烈與華岫雲兩人的觀點一定有若干差異。

這兩人所記錄下的兩個版本之後被傳抄至各種書物上，統稱為《葉香巖外感溫熱篇》。無論是哪一種版本，幾乎都保存了原始的樣貌，因此內容上沒有太大的差異。這樣說來，雖然好像參考哪一個版本都行得通，但是這本書裡，我是以溫病大家王孟英收錄於《溫熱經緯》的觀點為主來進行說明。

**第1條　溫邪上受，首先犯肺，逆傳心包。肺主氣屬衛，心主血屬營。辨營衛氣血雖與傷寒同，若論治法，則與傷寒大異也。**

（意譯）

溫熱的邪氣會在身體的上方，也就是從鼻腔與口來感受到，並由此侵犯體內。

溫邪首先會侵犯肺部，但並不會總是一路往下方的胃部行進，有時會改變侵犯方向往心包前進。

肺主氣屬衛，心主血屬營。

在溫病中，辨別的部位與傷寒同樣是營．衛．氣．血，但在討論治療方法時，卻與傷寒大相逕庭。

這個部分也像電影預告及歌劇的序曲一樣，跟讀者宣告接下來整本書即將敘述的方向。

第一條條文正是跟讀者說明關於溫病的發病症狀。「鼻腔或口」這是我自己添加的解說，但在吳瑭的《溫病條辨》中確實是寫著病邪由口鼻侵入體內。順便說一下，傷寒並不是由口鼻傳病，而是由皮膚接收病邪的。但是，當病邪侵入身體，首先啟動的是衛氣，這一點與溫病相同。

「肺主氣屬衛，心主血屬營」這個說法是寫在《黃帝內經・素問》裡，在這裡就不多做說明。關於溫病的辯證是沿襲傷寒所採用的相同思考法，但治療方法上，兩者卻大為不同。原因在於，打從一開始，溫病與傷寒就站在兩個全然不同的立基點上。

希望各位能先理解上述內容，那麼，這一章的目的也就達到了。

接著，我來說一下關於更上一級的課程advanced course。關於這一則條文的內容，經常會讓人心生疑慮的是「逆傳心包」這一段。因為有逆傳，所以就會有所謂的「順傳」。順傳是合理的傳播形式，也就是病邪「由上而下」移動的意思。然而，當方向突然改變，就會正好相反地變成「由下而上」，因此稱為「逆傳」。

所謂的心包是指位於心外側的腑。肺的下方並不是心包，心包的位置約與肺平行。這麼一來，病邪的傳播方向能說成是「平移」，但若說是「逆傳」我認為似乎就太過了，應該是「非順傳」。但如果病邪不是順傳就算是逆傳，我就可以接受。各位也請以這樣的邏輯來思考。

又或者，會不會因為病邪並不是以「衛・氣・營・血」的「順序」進行，因此才稱為「逆傳」？溫熱邪首先會先侵犯體表的衛分，之後以衛分→氣分→營分→血分的順序慢慢進入身體深處，但是，心包屬於營分，此時溫熱邪就是從衛分跳過氣分，一下子衝到營分。這樣的情況算是

「非順傳」，所以稱作「逆傳」是可以接受的。

總之不論是何種推論，初學者就不要拘泥於此，先往下繼續進行吧！

尚不清楚「衛・氣・營・血」的人，在第8條條文時我會再詳細說明，在這裡請先理解成「淺→微深→深→最深」就足夠。

| | |
|---|---|
| 衛 | ・陽氣的一部分。巡行全身（衛為氣之表）。<br>・具有溫煦・防禦作用。主責腠理與毛孔的開闔，防止外邪侵襲。 |
| 氣 | ・維持生命活動的人體正氣。<br>（生命活動＝全身各臟腑的功能活動的集合）<br>・亦即，「氣」是臟腑功能。 |
| 營 | ・維持生命的營養物質。<br>血中的津液（營為血之表）。<br>・在脈管中運行，經過心成為血液。 |
| 血 | ・維持生命的重要營養物質。<br>・總統於心、藏受於肝、生化於脾、宣布於肺、施泄於腎。巡行經脈，運行全身。 |

第2條　蓋傷寒之邪留戀在表，然後化熱入裏，溫邪則熱變最速，未傳心包，邪尚在肺，肺主氣，其合皮毛，故云在表。在表，初用辛涼輕劑。挾風則加入薄荷、牛蒡之屬。挾濕加蘆根、滑石之流。或透風於熱外，或滲濕於熱下，不與熱相搏，勢必孤矣。

（意譯）

傷寒的邪氣，也就是寒邪在侵襲身體表面後，仍留在體表，卻在之後化成熱慢慢滲入身體裡面。

相對於此，溫邪轉變為熱的速度非常快速。

另外，若溫邪沒有傳到心包就會停留在肺。

肺主氣，合於皮毛，所以此時可以說溫邪仍在表。

溫邪在體表時，初期治療會使用辛涼等較輕的藥劑。

如果溫邪還夾帶風邪，則再加入薄荷、牛蒡子之類的生藥。

如果溫邪夾帶濕邪，則加入蘆根或滑石等生藥。

有時，當風邪往體外透出，熱就會被逼往體外；有時當濕邪以尿液排出體外，熱也會下降。

如果沒有能與熱邪相互影響的對象時，處於孤立狀態的各種邪氣最終必會衰敗而去。

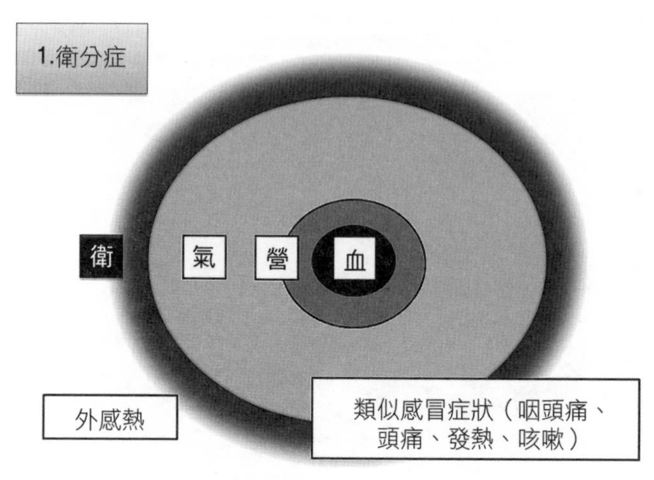


在這裡，我會拿第一條傷寒來與之對比，以解說溫病的進行過程。人體得傷寒，寒邪化熱往裏進入時，也就是太陽病往陽明病變化的幾分鐘時間之內。各位還記得「傷寒二三日……」這則條文內容吧。然而，在溫病狀態下，溫熱邪的熱化速度非常快速。由於原本就是具有熱性的病邪，因此不會經過熱化的階段。不，應該是說，熱化後的發展並不會像傷寒那樣溫溫吞吞的，而是一鼓作氣往身體裡面衝，就是以衛分↓氣分↓營分↓血分一步步往每一階段前進。

那麼，條文中的「辛涼輕劑」是什麼意思呢？辛就如同字面上的意思，是指辛辣。據說，辛辣味的藥入肺。而涼則有冷卻熱的意思。那麼，輕則是指輕盈且爽快的作用，而非厚重且有強烈藥效的意思。另外，如薄荷般具有輕盈香氣的生藥，具體來說，我們可以先想到傷寒中所使用的「辛溫、厚重感的藥」，如桂枝、麻黃這些生藥，相對於這些的生藥就是溫病中會使用的，以上就是這四個字想要跟我們強調的。而辛涼輕劑與辛溫重劑兩者的共通點就是，辛味在五行論中屬於入肺。肺→衛，所以作用於衛，用來將病邪排出體外。

| | 生藥 | 代表處方 |
| --- | --- | --- |
| 辛涼輕劑 | 薄荷、牛蒡、蘆根、連翹、金銀花等 | 銀翹散、桑菊飲等 |
| 辛溫重劑 | 桂枝、麻黃等 | 麻黃湯、桂枝湯等 |

夾帶風邪、夾帶濕邪這樣的說法是指，溫熱邪同時還帶有風邪、濕邪的狀態。與其說邪本身帶有那些性質，不如說病人遭到溫熱邪＋風邪（濕邪）的侵襲而出現類似症狀的狀態。

在《溫熱論》裡會東一點西一點看到各種生藥，但是很可惜地與《傷寒論》不同的是，在《溫熱論》裡沒有任何處方，當然也不會出現有處方的生藥構成內容。上面表格中出現的銀翹散、桑菊飲等治療溫病的知名處方，大多是寫在後世書籍（雖然也叫做《溫病條辨》）中。或許有人會質疑：「既然如此，我們為何不從《溫病條辨》開始學就好呢？」事實是，《溫病條辨》非常難讀而且特殊，我不建議初學者讀。

而且在日本，溫病治療用處方幾乎不適用於健康保險，因此實際臨床上也不那麼大量使用。但是我覺得，最重要的是以窮究「究竟什麼是溫病」的心態來好好理解溫病形成的過程。

雖說如此，我還是藉此機會說明一下，在日本，銀翹散目前可以在藥妝店買到，也可以自己煮煎劑。

銀翹散裡有不少我們不熟悉的生藥，但是可以知道的是，銀翹散中清一色都是輕微的清熱藥。將蘆根煎煮成香氣大出的湯劑後，盡快與其他磨成粉末的生藥一起服用。條文中是這樣寫著：「但熱不惡寒而渴者」，也就是雖然病人有表證，卻只有熱感，並不像桂枝湯證那般還伴隨惡寒，而且還感到口渴時，就適合銀翹散。

| 處方 | 組成 | 出處 |
|---|---|---|
| 銀翹散 | 連翹（一兩）、銀花（一兩）、苦桔梗（六錢）、薄荷（六錢）、竹葉（四錢）、生甘草（五錢）、芥穗（四錢）、淡豆豉（五錢）、牛蒡子（六錢）。<br>上杵為散，每服六錢，鮮蘆根湯煎，香氣大出，即取服，勿過煎。 | 太陰風濕、溫熱、瘟疫、冬溫、初起惡風寒者，桂枝湯主之。但熱不惡寒而渴者，辛涼平劑銀翹散主之。<br>（《溫病條辨・卷一・上焦篇》） |

註：銀花＝金銀花、芥穗＝荊芥穗。

這樣一講，可以想見有很多感冒的病人是適合服用銀翹散的，難道這意味著，感冒會出現惡寒症狀的人比較少嗎？我的疑問是，罹患溫病感冒的人反而比罹患傷寒感冒的人要來得多嗎？

所謂的「將風邪以透出」並不是像麻黃湯證那般，用發汗來擊退風邪，而是「打開窗戶，讓風邪自行散出體外」的治療方法。這樣說或許太過抽象，但卻是溫病中常見的概念。當然也有「透熱」這個概念。

而「使濕邪以滲濕」也是同樣的概念，由於是濕氣，所以較沉重，無法只靠像輕微風邪一般，輕輕將風邪吹出窗外，於是就改用下行到出口（尿道或肛門）的方式排出體外。至於被排出體外的邪氣是否會危害他人，就不是醫者要考量的了。

就像上述狀況一般，治療溫病時，並不是以一個方法同時排出體內的熱邪，而是將各種不同性質的熱邪誘導至不同的出口，然後排出體外，實際上，這樣的做法很有效。即使搞錯了熱邪的性質，目標仍是「不讓熱邪結合在一起」，並以各個擊破的方式，孤立出各個熱邪，再一一消滅。

**第3條**　不爾，風挾溫熱而燥生，清竅必乾。謂水主之氣不能上榮，兩陽相劫也。濕與溫合，蒸鬱而蒙蔽於上，清竅為之壅塞，濁邪害清也。其病有類傷寒，其驗之之法，傷寒多有變證，溫熱雖久，在一經不移，以此為辨。

（意譯）

而且，當風邪與濕熱邪共存，就會產生乾燥，清竅也就是與腦部相連的孔穴，如眼、鼻、口必定會受邪而乾燥。

這是因為當身體變得乾燥而津液不足，也就是主水的氣再也無法滋養身體的上部，風邪與濕邪兩者的陽，因為互相影響而越來越削弱。

當濕與濕合體，蒸發又瘀阻，身體上部變得阻塞，此時，清竅也變得閉塞，也就是濁邪侵害了清竅。

此時的病狀類似傷寒而難以分辨，但仍然有判別的方法，那就是，相對於傷寒會有多個變證，溫熱邪即使會慢性化，也只會在一個經絡，而不是移動到其他經絡，因此可以分辨究竟是傷寒或是溫病。

人的眼、耳、鼻、口共計有七個孔穴，統稱為清竅。相對於此，尿道口、肛門等稱為「濁竅」。這樣加以對比，我想各位應該能分別兩者的不同，所以就不再多做說明。

風邪＋溫熱邪合成一氣時，基本上就是熱風吹風機。熱風往上時，理所當然地，所到之處就會變得乾燥，水分也會蒸發，此時，眼、耳、鼻、口就會變得缺水。溫病初期，這些部位會變得乾燥。接著我要來說明一下這樣的現象。

這次，我把溫邪再加上了濕邪，也就是蒸氣機。不用說，將濕加溫就會變濁。熱蒸氣不斷往上蒸騰，頭部就會被團團蒸氣塞住。如此一來，眼、耳、鼻、口也會被堵住，具體來說就是眼睛有濃稠分泌物、耳鳴耳塞、膿性黃鼻涕所引起的鼻塞（嘴巴應該不容易阻塞）塞住各孔竅。這就是溫病初期會出現的症狀。

即使是傷寒，寒邪化熱後，也會出現上述同樣的現象，只看表面症狀很難分辨究竟是傷寒還是溫病，但仍舊有鑑別的方法。傷寒的病邪是會從某個經絡傳病到另一個經絡，相對於此，溫病則不會傳病到其他經絡去，而是會在該經絡逐漸惡化。

這一條條文中雖然沒有寫明治療方法，但如同前一條條文，分開病邪再各個擊破，這是治療溫病時的原則。

**第4條**　前言辛涼散風，甘淡驅濕，若病仍不解，是漸欲入營也。營分受熱，則血液受劫，心神不安，夜甚無寢，成斑點隱隱，即撤去氣藥。如從風熱陷入者，用犀角、竹葉之屬。如從濕熱陷入者，犀角、花露之品，參入涼血清熱方中。若加煩躁，大便不通，金汁亦可加入，老年或平素有寒者，以人中黃代之，急急。

（意譯）

在第2條中這麼寫著：「如有風邪就要用辛涼藥使之散出體外；如有濕邪，則用甘淡藥驅除之」。但如果這麼做仍沒辦法治好病，病氣就會侵入營分。

營分受到熱邪時，血液會受到侵犯，病人的意識跟精神就會變得不安定，到了夜晚更加嚴重，變得無法入睡，有時也會因為皮下出血，在皮膚上出現顆粒狀的斑點。

此時，必須去掉醫師所開處方藥中的氣藥。如果風熱邪更往體內走，就要使用犀角或竹葉等類的生藥。如果是濕熱邪更往體內發展，則要把犀角、花露等生藥補充進涼血熱的處方裡。

如果病人出現煩躁症狀，且大便大不出來時，就要再加上金汁。如果病人年紀大且平常就有體寒症狀，則不用金汁，改用人中黃，而且要盡快給藥。

如同第2條條文所說，用薄荷或牛蒡子等辛涼藥，或是蘆根或滑石等甘淡藥都治療無效的溫病，事實上已經是病邪從表正要入裏的狀態。在此，就是病邪從衛分、氣分要進入營分的狀態。如前面所說，溫病的發展順序是衛分→氣分→營分，然後接著就是血分證。

這個條文很徹底地整理出了營分證的症狀來，是「心神不安，夜甚無寢，成斑點隱隱」。當病人持續發熱且逐漸失去意識，身心狀態變得越來越不穩，皮膚上就會出現出血般斑點。我雖沒有見

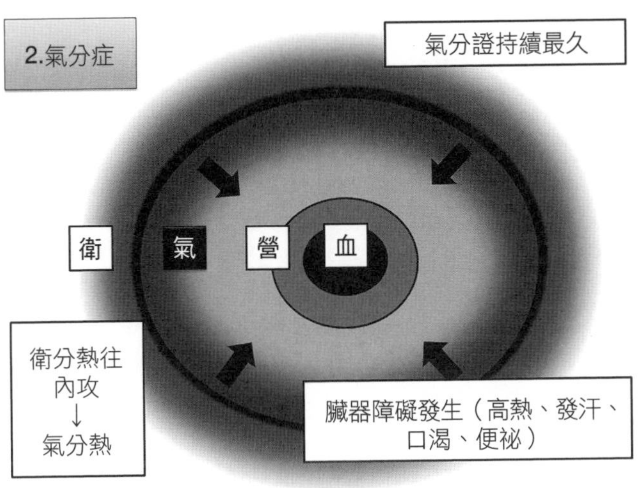
2.氣分症
氣分證持續最久
衛
氣
營
血
衛分熱往
內攻
↓
氣分熱
臟器障礙發生（高熱、發汗、
口渴、便祕）

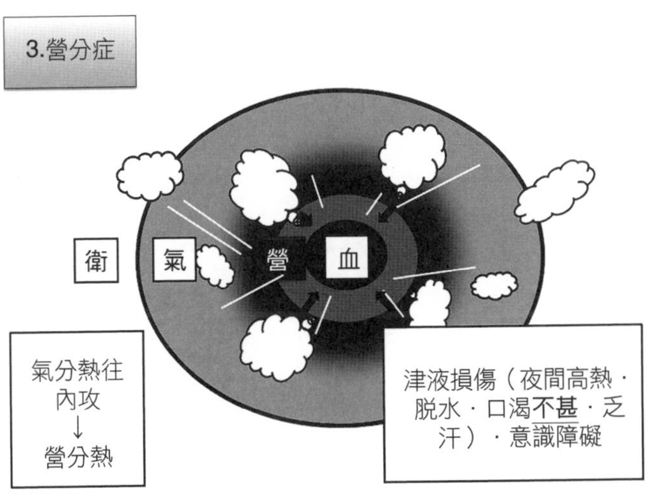
3.營分症
衛
氣
營
血
氣分熱往
內攻
↓
營分熱
津液損傷（夜間高熱・
脫水・口渴不甚・乏
汗）・意識障礙

過這樣狀態的病人，但這樣的症狀確實很類似病毒性出血熱的症狀。登革熱及伊波拉病毒出血熱成為全球焦點是在二十一世紀剛開始的時候。我認為，這些出血熱疾病都可以當作溫病來加以治療。

溫病學面對這樣的情況時，在條文中提到「即撤去氣藥」，這究竟是什麼意思呢？其一是，因為現在病狀已經不再是氣分證，所以要去掉氣藥。又或者是，當病人是營分證，吃氣分藥是不是不妥呢？確實是如此。氣分藥皆具有苦寒性質，當人體使用過度，會造成營的乾燥而損傷身體，血熱狀況會變得非常嚴重。

然而，第8條中也提到，即使是營分證，也要將體內的風熱邪透出體外（參考第2條），也就是可能藉由將風熱邪推出體表來達到治療的效果（第2條提到，當病人是風熱邪，可以尿或便來排除風熱邪）。如此一來，體表，尤其是轉變到氣分的風熱邪，只要當作氣分證來治療即可，而此時就需要使用氣分藥。我想請問葉天士老師，如前面談到的，使用氣分藥排除一切，將風熱邪推出體外，就能到治病的最後階段嗎？使用氣分藥只會暫時排除病邪，所以當疾病變成氣分證再使用。

接著來談談生藥。犀角，顧名思義就是犀牛的角，現在已經很難買到（得花很大的工夫才能買到）。犀角是清熱藥，特別是去除營分、血分中血熱的生藥。竹葉指竹子的葉子，具有清熱除煩作用。花露，一般來說是將花蒸餾後所得到的油脂，這裡特指金銀花的花露，是清熱解毒藥，很適合用來治療營分證。

當病人感到煩躁（《傷寒論》中也曾出現過）莫名且大便解不出來，這狀況意味著身體內的熱很強，津液受到損傷。在溫病中，由於熱邪是致病原因，治療時當然是要把熱邪排出體外，專心於清熱解毒上。然而同時還要非常留意津液的損傷狀況。在葉天士之前的溫病派人士也有同樣的思維。試著想想看，津液是冷卻熱的「陰」，如果體內沒有津液，屬「陽」的「熱邪」就會爆走，陰會因此而枯竭，終至危及性命。古代無法輸液，陰損應該是非常恐怖的狀態。

正因為事態緊急，無論如何都要以救命為優先。只要能救命，任何手段都可以。如果用毒可以救命，那麼就要毫不猶豫地在病人身上用毒。

然而，所謂的金汁究竟是什麼呢？從條文的脈絡來看，應該不是普通的東西，如果各位正在吃飯，我建議各位等一下再繼續讀。所謂的金汁就是收集人的糞便後加水攪拌，再用紙張過濾，接著收集過濾後的液體，再加入黃土混合，最後將混合物放置數年後所得。《傷寒論》中最強烈的處方是用了人尿的通脈四逆加豬膽汁湯，而金汁則是比這還要厲害的處方。據說，將金汁投藥給罹患嚴重熱病、發狂且譫語的病人，會因為強力的清熱解毒作用而達到治療效果（我當然從未使用過，而且今後也絕對不會使用）。也就是說，金汁是一個超強寒涼藥，由於藥效過於強烈，要使用在高齡者等原本就很虛寒的病人身上時，總是會令人猶豫（這是理所當然的）。

於是，在條文裡提到「人中黃為佳」，人中黃又是什麼呢？是在甘草中混入人的糞便，最後讓它乾燥凝固而成。人中黃是更溫和的清熱解毒藥。但是，即使含有甘草，這味藥仍舊難以入口。

當時，我在得知中國醫學有用金汁與人中黃在療疾病時，簡直快暈倒。當然，現在我也不喜歡，但由於這是在解說溫病時不可避免得要提到的藥物，因而在此說明。

本條條文的解說有點離題了，但總之是關於營分證的辯證論治。

**第5條** 若斑出熱不解者，胃津亡也。主以甘寒，重則如玉女煎，輕則如梨皮、蔗漿之類。或其人腎水素虧，雖未及下焦，先自徬徨矣，必驗之於舌，如甘寒之中加入鹹寒，務在先安未受邪之地，恐其陷入易易耳。

（意譯）

如果病人現在出現了出血斑且熱也不下降時，就表示是胃的津液正在流失，適合使用甘寒的藥來治療。一旦疾病變成重症，就要使用玉女煎，若是輕症則使用梨皮或蔗漿。

如果病人原本就腎陰虛，則病邪容易侵入下焦，所以即使目前病邪仍不及下焦，未來如何也很難掌握。此時，應該要以舌診來判斷。

比方說，甘寒藥中加入鹹寒藥，使藥力能到達腎，或讓藥力事先到病邪仍未到達的部位以尋求穩定。這樣的做法是因為擔心病邪會輕鬆侵入體內。

一旦邪熱增強，胃的津液流失，體內就會失去能用來冷卻熱的水。之所以會出現出血斑，是因

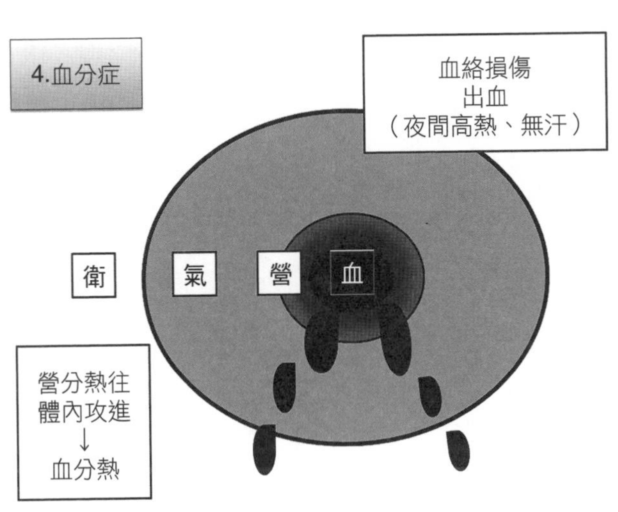


為體內的熱導致血變得狂亂，這是血脈爆衝的徵兆之一，這就是血分證。也就是比第4條的病邪還要往體內侵入的狀態。

此時，甘寒藥能增加胃的津液，藉此冷卻胃裡的熱。這裡出現的處方是玉女煎。《溫熱論》裡幾乎不會出現處方，這件事我在第2條的地方說明過。實際上，在《溫熱論》裡會出現約十個處方。然而，只會出現名稱，不會像《傷寒論》那樣，寫出處方的生藥構成內容。因為那些處方都不是《溫熱論》原有的處方，都已經是眾所周知的處方。

這麼說來，我記得自己在補習班當學生時，有個數學老師從不在黑板上把解答寫到最後。通常他會在一個小時內解說兩個習題，但他只會把解題方針以重點的方式寫出來並檢討。某個學生曾反應想要老師把解答寫完整，但老師只是反問對方是否真的想知道答案，是否想知道怎麼解。當時我不太理解老師的作法，但現在我懂了。原來，個別的答案不是重點，我們現在讀別人的病例報告或是某個醫案，並不是想知道個別的處方，而是希望能學會明天在臨床上能夠活用的治療方法。絕對是這樣沒錯。

那麼，我們來看看玉女煎。玉女煎是由石膏、熟地黃、麥門冬、知母、牛膝所組成，從這些組成生藥來看，跟白虎湯、麥門冬湯、牛車腎氣丸這些熟悉的處方很類似。這些處方是用來冷卻胃熱、增加陰的藥，而且是記載於張景岳的《景岳全書》裡的處方，我覺得很厲害。

如果病人的病症是輕微的熱，還不到要使用玉女煎的地步，可以讓病人服用梨皮或蔗漿（也就是砂糖水），直接吃水梨也可以。這些食物都具有甜味又能降熱。

以上所說是普通人罹患溫病時，如果是原本就腎陰虛的病人，由於陰有可能會更快速暴露於危險之中，所以更要小心注意。在溫病中，病邪是由上往下傳播，以口鼻↓肺↓腎的途徑進行並不罕見。在五行論中曾提到過，肺的病邪容易影響到腎（「母病及子」）。如此一來，可以設想腎在未來也可能罹病，所以就不應該僅止是旁觀，而是要事先牢牢守護好腎。

從五味來看，腎屬「鹹」，所以，使用鹹味且寒性的藥更容易傳達到腎。將鹹味且寒性的藥與原本治療藥的甘寒藥相互搭配，甘寒藥也被拉到腎去，所以就能達到目標。這裡雖然沒有鹹寒藥的例子，但溫病中常用的有鱉甲、龜甲等。

此外，本條中說了「驗舌」的重要性，也就是仔細診斷舌頭來判斷疾病狀態。觀察舌苔或舌質

的顏色，就是所謂的舌診。溫病派除了舌頭，也常診斷病人的牙齒，稱為驗齒。關於這部分，容後再述。

|  |  |
|---|---|
| 衛分證 | ・溫熱邪從口鼻侵入身體。邪氣犯肺。<br>・病位屬於淺淺的表證，持續時間短、病狀輕微。<br>・**肺失宣降・衛外機能失調**。 |
| 氣分證 | ・溫熱邪在裏的狀態。<br>・傳變：①從衛分、②直接進入、③伏邪內發<br>・正邪都正在激烈戰鬥中。**臟腑機能失調**。 |
| 營分證 | ・溫熱邪往心・心包深入、**津液損傷**。<br>・傳變：①從衛分逆傳心包、②從氣分、③伏氣<br>・**心神失調（意識障礙）**。 |
| 血分證 | ・溫熱邪從心・肝・腎深入、**血液損傷**。<br>・傳變：①從氣分、②從營分、③伏邪內發<br>・脈外**出血** |

第6條　若其邪始終在氣分流連者，可冀其戰汗透邪，法宜益胃，令邪與汗併，熱達腠開，邪從汗出。解後胃氣空虛，當膚冷一晝夜，待氣還自溫暖如常矣，蓋戰汗而解，邪退正虛，陽從汗泄，故漸膚冷，未必即成脫證。此時宜令病者，安舒靜臥，以養陽氣來復。旁人切勿驚惶，頻頻呼喚，擾其元神，使其煩躁，但診其脈，若虛軟和緩，雖倦臥不語，汗出膚冷，卻非脫證。若脈急疾，躁擾不臥，膚冷汗出，便為氣脫之證矣。更有邪盛正虛，不能一戰而解，停一二日再戰汗而愈者，不可不知。

（意譯）

如果感受到病人的邪始終停留在氣分時，則以戰汗讓邪透出。守護胃的同時，讓汗與邪合流，讓熱通達皮膚的孔穴，如果孔穴開放，邪就會隨著汗流出體外。

疾病治癒後，病人的胃氣會變得空虛，所以無法溫暖身體，皮膚會持續一晚的冷度，待氣回復後，自然會如平常一樣溫暖。

通常戰汗出，病邪就會被排出體外，但是就算病邪離開，體內的正氣變得衰弱，使得陽氣隨汗漏出體外，因此使得皮膚逐漸變冷，但仍然不是脫症。此時，讓病人安靜躺臥，待陽氣回復。隨侍在旁的人，千萬不可驚擾病人。千萬不可頻頻呼喚病人，讓他心神不寧、煩躁。

試著取病人的脈，如果脈象變得虛、軟、緩時，病人會變得疲倦、躺臥不起且不說話，此時如果汗出且皮膚變冷，也還不是脫症。

如果脈象突然變得急促，煩躁得躺不住，皮膚發冷卻發汗時，就是氣脫之症。

如果還有邪盛正虛狀，只讓病人出一次戰汗是無法治癒的，經過一、兩天再讓病人出一次戰汗，有時就會治癒。這一點要先知道。

所謂的流連也寫成「留戀」（參考第2條），溫病相關書籍中常可見。所謂的戀尤其指男性被甩了之後，仍哭哭啼啼不肯離去狀。有些男性留戀女性，糾纏不休，像極了「邪停留在氣分，難以散去」的樣貌。這樣的比喻似乎還不錯（？）。

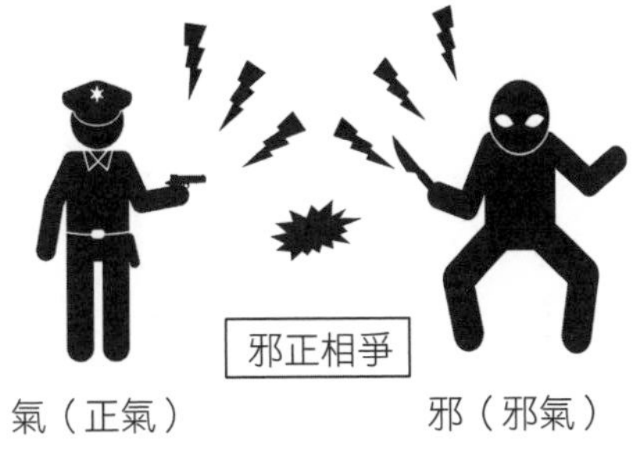

其次，「戰汗」這個詞彙出現好多次，傷寒初期，我們用麻黃湯讓汗與邪一起排除，採用類似的治療方法時，病人所排出的就是這個戰汗。正氣與邪氣戰鬥時會出汗，這個出汗就是正氣在體內非常充足的意思。一般健康的人感冒時，就算不喝麻黃湯，只要好好睡一覺就會出一身戰汗，感冒就會好，不太需要特別服藥。溫病也是一樣。重要的是，平常就鍛鍊身體，讓身體充滿正氣。

邪正相爭

邪（邪氣）

氣（正氣）

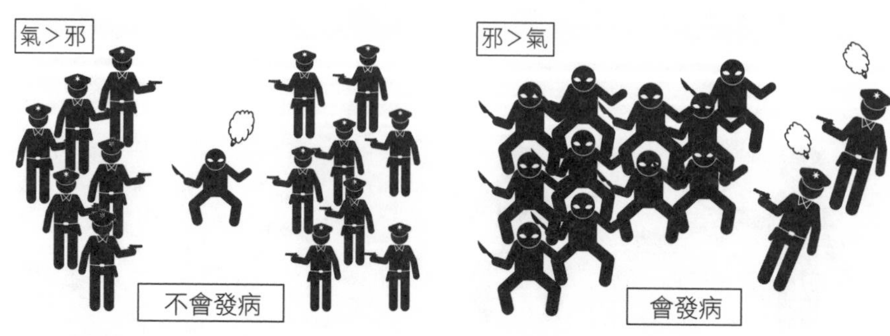


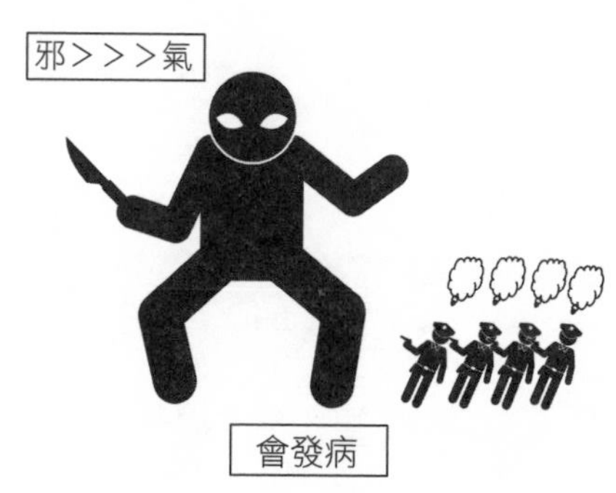


當戰汗出，身體治癒後，此時正氣駁倒邪氣獲得壓倒性的勝利，但同時正氣也受到相當的損傷。當體溫下降，某種程度上，陽氣也隨著汗一起流出體外。然而，因為原本就是健康的人，所以氣還不至於達到虛脫的狀態。也就是說，還不至於演變成脫證。所以，病人只要好好睡覺，很快就能恢復平常的健康，身體也會變得溫暖。

然而，待在病人枕邊的治療者千萬不可以大意，若一旦發生脫證，原本可救治的病人就會變得棘手難救，所以要謹慎小心。脫證時，病人的脈象急速不平穩，所以完全無法安眠。

即使病人無法出戰汗，治療者也不需要焦躁地來回踱步，只要稍微等一下，氣就會變熱，戰汗一發就能順利治療，所以臨床治療者要先掌握、了解這樣的狀況。

**第7條**　**再論氣病有不傳血分，而邪留三焦，亦如傷寒中少陽病也。彼則和解表裏之半，此則分消上下之勢，隨證變法。如近時杏、朴、苓等類，或如溫膽湯之走泄。因其仍在氣分，猶可望其戰汗之門戶，轉瘧之機括。**

（意譯）

接續前一條條文，再來試著談談氣分證的溫病如果不傳營分、血分而停留在三焦的狀況。如果以傷寒來看，這樣的狀態相當於少陽病。若是傷寒，病邪在半表半裏的位置，只要能加以和解就能治好。

在溫病時，會分開上焦與下焦，各自消滅邪的氣勢，也就是因應不同證而改變治療方法。在溫病中，這個條文裡所說的「邪留三焦」，需要投與杏仁、厚朴、茯苓或溫膽湯，用來將邪推出體外。

此時，由於邪仍停留在氣分，所以有可能要採取讓病人發戰汗、開啟皮膚門戶，以將邪推出體外的方法。

關於分消法，這在第2條曾經談過，總之就是將邪的存在位置分別開來，並採取各個擊破的治療方法。如果邪存在於水路，也就是有豐富水存在的三焦時，有個像是沖水馬桶般的以水排除的方法。此時，要用杏仁、厚朴、茯苓等分別能有效應對上焦、中焦、下焦的去濕藥，以三種藥分別消去病邪。溫膽湯是由半夏、陳皮、茯苓、生薑、枳實、竹茹、甘草所構成，是個能將痰熱逐出體外的處方，也是具有分消力的去濕劑。

有趣的是，病邪至此，這個條文裡卻沒有放棄用戰汗來排除病邪的方法。仔細思考後會發現，正是由於熱邪在三焦，所以才能採取將三焦的水排出體外的單純方法，但是如果是熱度很高、體內的水變得乾燥時，又該怎麼辦呢？思考至此，我認為，像這樣總是專注揣度著把病邪排出體外的路徑來做為治癒的目標，才是絕佳觀點。臨床上，總是會看見單純地把治癒當作目標的做法，比方說「體內有熱，就開寒涼清熱藥劑就對了」這樣的觀念，結果卻會因為過度清熱而造成病邪往內躲，反而導致疾病惡化。

**第8條** 大凡看法，衛之後，方言氣，營之後，方言血。在衛汗之可也。到氣才可清氣。入營猶可透熱轉氣，如犀角、玄參、羚羊角等物。入血就恐耗血動血，直須涼血散血，加生地、丹皮、阿膠、赤芍等物。否則前後不循緩急之法，慮其動手便錯，反致慌張矣。

（意譯）

說明溫病大致的診療方法。

衛的後方稱為氣，營的後方稱為血。

病邪在衛時，讓病人發汗也可以。

病邪到達氣時，可以讓氣變得清淨。

病邪進入營時，還可以讓熱往氣分透出後，以氣分熱來清出。此時使用犀角、玄參、羚羊角。

病邪進入血時，由於不能讓血消耗，也不能出血，所以要直接冷卻血熱，以防瘀血形成，此時應該要散血。在處方中加入生地黃、牡丹皮、阿膠、赤芍等。

如果不這樣做，治療方法的順序與治病緩急將會顯得紊亂，醫生一出手治療就會犯錯，反而變得手足無措。

翻譯起來或許不太正確，所以請容許我僅以意譯來呈現。

本條條文，首先寫出了溫病，尤其是溫熱病（參考第9條）的衛分證、氣分證、營分證、血分證的出現順序，接著再概略敘述各自的治療方針。尤其是關於營分證、血分證，還特別列舉了應該

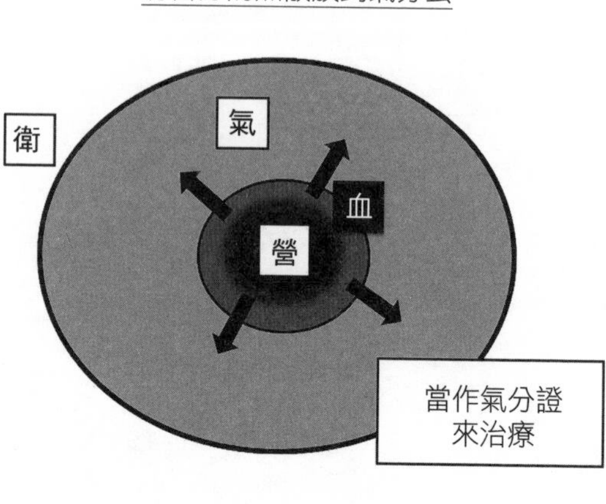


使用的生藥名稱。衛分證在第2條、氣分證在第7條時，已經各別列舉了藥品名稱，請各位回過頭去查看即可。

或許是由於《溫熱論》當時是在船上未經老師同意，弟子擅自以筆記形式寫下老師的口述內容，因此沒有「怎麼到第8條了，還出現這個？」的情況。當然我是希望葉天士當年可以一開始就把重點說清楚，但我想，他當年應該是以這樣的狀態說著的：「所謂的溫病啊，應該是有這個那個的，啊！忘了說，應該也可能會出現這樣的狀況。對，沒錯！我漏說了一些東西了。然後，我們繼續剛剛的話題……」再加上坐船的輕鬆感，就覺得沒什麼好堅持的。

另外，我覺得這則條文裡的四個治療方法，各位可以花點時間背下來。就是「在衛汗之可也」「到氣才可清氣」「入營猶可透熱轉氣」「入血就恐耗血、動血，直須涼血、散血」。在衛分證時，面對病邪可以用辛涼藥來發汗解肌，在氣分證時，就要在這裡冷卻氣分的熱。即使病邪進入營分，也有可能把熱推回氣分階段（讓熱透出，往氣分轉出去＝透熱轉氣）去，當作氣分證來加以治療。當病邪入血分，就會侵入血脈，此時要小心血的損傷或發生出血，所以要涼血與散血。所謂的散血是指，粉碎因熱邪而起的瘀血，或是預防瘀血的產生。

如果醫生沒有能確實遵守以上規則，就會發生誤治，導致在病人面前抬不起頭來。

我重新說明一次，本條條文是在敘述溫病的衛、營、氣、血各分證各自的治療重點。如果要說葉天士「溫病論」最重要的部分在何處，毫無疑問就是本條條文所指。所謂的衛、營、氣、血是什麼？如果都停止運作時，會為身體帶來什麼症狀？以上這些就是《溫熱論》所提倡的「衛氣營血辯證」，這是溫熱病的核心重要觀點。

至於辯證之後該如何給予治療？溫病治療的精要是「在衛汗之可也」「到氣才可清氣」「入營猶可透熱轉氣」「入血就恐耗血、動血，直須涼血、散血」。

| | |
|---|---|
| 衛分證 | ★**「在衛汗之可也」**<br>↓辛涼清解・宣降肺 |
| 氣分證 | ★**「到氣才可清氣」**<br>↓寒涼清熱・瀉下・補氣養陰生津 |
| 營分證 | ★**「入營猶可透熱轉氣」**<br>↓清營透熱・清心豁痰開竅 |
| 血分證 | ★**「入血就恐耗血、動血，直須涼血、散血」**<br>↓清熱涼血・涼血散血 |

第9條　且吾吳濕邪害人最廣。如面色白者，須要顧其陽氣，濕勝則陽微也。法應清涼，然到十分之六、七，即不可過於寒涼。恐成功反棄，何以故耶。濕熱一去，陽亦衰微也。面色蒼者，須要顧其津液，清涼到十分之六、七，往往熱減身寒者，不可就云虛寒而投補劑。恐爐煙雖熄，灰中有火也。須細察精詳，方少少與之，慎不可直率而往也。又有酒客，裏濕素盛，外邪入裏，裏濕為合。在陽旺之軀，胃濕恆多。在陰盛之體，脾濕亦不少，然其化熱則一。熱病救陰猶易，通陽最難，救陰不在血，而在津與汗。通陽不在溫，而在利小便。然較之雜證，則有不同也。

（意譯）

我們吳國處於濕邪給人帶來最大危害的地區。

如果病人的臉色蒼白，原就屬於陽虛體質，當這樣的人受到濕熱邪所侵擾，就必須特別注意病人的陽氣狀況。因為一旦體內濕邪過剩，陽氣就會衰微。說到治療方法，使用清涼藥最適當，使用的量最好控制在六到七成，因為過度寒涼又會損傷陽氣。原因在於，去除體內濕熱時，陽氣也會更加衰弱。

如果病人的臉色發青，原就屬於陰虛體質，所以一旦體內濕邪過剩，就必須特別注意病人的津液狀況。當清涼藥的效果達到六、七成，通常體內的熱就會減少、身體變得寒，但千萬不可因為身體變寒而在此時投予補陽劑。因為病人本身是陰虛火旺，就算是爐灶裡沒有煙冒出，灰燼中仍有火殘留，一旦在此時投予補陽劑，無異讓熱邪再度燃起。治療時，要仔細留意病人的病狀，緩慢投予藥劑，千萬不可貪圖快速治療。

另外，習慣飲酒的病人原本就裏濕旺盛，當外在的濕邪往裏侵入後，會與裏濕相結合而發生濕熱病。陽盛的人，胃裡的濕也總是很多。但陰盛的人，脾裏的濕也不少。然而，無論何者，當裏濕化熱，結果都是一樣的。

治療濕熱病時，救陰要算是容易一些的，通陽反而最難。

治療熱病時，救陰並不在血的層級上，而在津與汗的層級。通陽也不在溫熱身體，而在讓小便通順。這一點與雜病的治療不同。

葉天士名聞遐邇之後，還是以為身邊的病人看診為主，所以當然屬於地域醫療，診療的病症當然也會反映出該地的氣候狀態。葉天士當時經常走動的「吳」是相當於現今中國江蘇省蘇州市的區域。那個區域面海且街道上有水路流通，氣候溫暖潮濕，所以因為濕氣而引起的溫病非常多。我還未曾踏足該區，但詢問了有遊歷經驗的人之後，據說現在仍是葉天士所處當年地理狀況。

我想，如果沒有事先對背景有全然的理解，我們很難理解葉天士的《溫熱論》，但全拜這一條條文開頭就明確寫著「吾吳……」所賜，我們能稍微理解當時的地理環境。

溫病的病症有許多種類，尤其是吳瑭（吳鞠通）的《溫病條辨》中出現不少。然而仔細一看就會發現，那些疾病的本質都是「夾帶溫邪」。我們能從中分辨出不夾帶濕邪的「溫熱病」跟夾帶濕邪的「濕熱病」。關於溫熱病，前條條文已經敘述過，也就是在濕度極低的地區會有的流行病。而濕熱病則如本條所敘述般，是一種在多濕地區會流行的病，這樣分辨也可以。

因此，本條條文列舉了三種病人類型：臉色蒼白者（陽虛代表）、臉色青者（陰虛代表）、酒客（裏濕滯留者代表），並針對各種類型提出治療濕熱病時的注意事項。每一種方法都極為合理。

葉天士認為，若想要補陰，不能用一般雜病治療補血養血的方法，而是要以生津止汗來等待津液自然回復，這就是治療溫病的重點。另外，關於通陽，也不是用一般雜病治療那樣以熱藥來溫熱的方法，而是以利尿為重點。這段說明的後半部雖然有些難以理解，但從結果來看就是藉由挪動體內的濕邪來等待三焦通暢、氣機巡行、陽氣自然就會開始在體內巡迴。

濕熱病是濕＋熱兩種異質病邪相結合所引起的病症，而且濕跟熱相結合後就難以分離，所以治療起來很棘手。反觀日本，除了東北與北海道，多數區域都屬於溫暖多濕～高溫多濕的狀態，所以，我經常認為日本醫師應該要大為學習溫病學以治療濕熱病。相對於此，乾燥地帶的出血熱等，或許也是能發揮關於不夾帶濕的溫熱病知識的領域。

**第10條**　再論三焦不得從外解，必致成裏結。裏結於何。在陽明胃與腸也。亦須用下法。不可以氣血之分，就不可下也。但傷寒邪熱在裏，劫煉津液，下之宜猛。此多濕邪內摶，下之宜輕。傷寒大便溏為邪已盡，不可再下。濕溫病大便溏為邪未盡，必大便硬，慎不可再攻也，以糞燥為無濕矣。

（意譯）

再來談談如果三焦不能從外解，必然有病邪結在裏這件事。裏結究竟是指身體的哪個部位呢？那個部位就在陽明、胃與陽明、腸。針對此，原本應該是要用下法才對。

然而，在尚未明確區別傷寒與溫病之前，千萬不能輕易使用下法。只不過，當傷寒的邪熱在裏，有可能損傷津液，因此只有此時可以用強力的下法。一旦大量濕邪聚集在體內，只要使用輕微下法即可。

當病人是傷寒且下痢，邪已經走到終點，此時已經不需要再用下法，而且也不能使用下法。當病人是濕溫病且下痢，表示濕邪尚未完結。此時大便必定是堅硬的，但即使如此，此時也絕不可使用下法。因為大便乾燥就表示體內已經完全沒有濕了。

三焦是水道，也就是水的通道，如果這裡堵住，體內（尤其是腸胃）就會有濕滯留，如果感受得到溫邪，就表示濕與熱已經結合。此時的治療方法是：針對上焦要讓邪往下行；針對中焦要強化脾胃並且化濕；針對下焦，則要將邪誘導至尿中，藉此將濕熱邪排出體外（分消）。像這樣，在治療濕熱病時，要理解三焦、知道病邪位於三焦何處（三焦辯證）、使用適合三焦各處的治療法是非常重要的。溫病，尤其是溫熱病要使用「衛氣營血辯證」（第8條），而濕熱病則以「三焦辯證」最為重要。「三焦辯證」的倡導者就是吳鞠通。

稍微離個題，在《黃帝內經・靈樞・營衛生會篇》中提到，「上焦如霧、中焦如漚、下焦如瀆」，將三焦分為上中下三等分是其特徵。也就是說，上焦像霧一般，中焦是各種東西加水分解的地方（漚），下焦則是像排水溝（瀆）。

| | |
|---|---|
| 上焦 | ・如霧露般，水穀的精微遍布全身，營養人體（上焦如霧）。<br>・心、肺、心包 |
| 中焦 | ・如發酵一般，有泡沫浮現，讓水穀腐化成熟（中焦如漚）。<br>・脾、胃 |
| 下焦 | ・如水溝一般，經常將水穀的濁氣排出（下焦如瀆）。<br>・肝、腎、膽、小腸、大腸、膀胱 |

吳鞠通認同這個說法，並在其著作《溫病條辨》中寫下：「治上焦如羽，非輕不舉」「治中焦如衡，非平不安」「治下焦如權，非重不沉」。意思是，治療上焦時要如羽毛般，使用輕微的藥；治療中焦時要如天秤般，試圖把不穩定的地方取回平衡；治療下焦時要如擺錘一般，得要用重藥讓藥效下沉。如此，他在三焦辯證後，簡單彙整了一下三焦的治療法。我覺得這三條也要跟第8條一樣背起來。

再回到條文，所謂的「氣血之分」是什麼呢？目前為止，我還不清楚，但由於條文以下的部分，把「下」與「便溏」在傷寒與濕熱病（濕溫病）中各是如何做了個對比，可帶讀者思考一下「傷寒與溫病的差別」。

| | |
|---|---|
| 上焦濕熱 | 濕熱在肺<br>↓辛香宣透、芳化濕濁。<br>**★「治上焦如羽，非輕不舉」** |
| 中焦濕熱 | 濕熱困脾、脾胃升降失調<br>↓祛濕、理氣行滯。<br>**★「治中焦如衡，非平不安」** |
| 下焦濕熱 | 小便不利↓通利小便。<br>大便不通、溏瀉不爽↓導滯通腑。<br>**★「治下焦如權，非重不沉」** |

那麼，在尚不能明確分辨是傷寒或是溫病時，不能給予下法又是怎麼一回事呢？三焦阻滯想要使用下法時，病人應該會沒有大便。在傷寒中，便祕是陽明病。還記得嗎？是屬於寒邪在陽明化熱，如果加以冷卻，會損傷津液。治療法通常是瀉下。那麼用下法就好。

但這裡的問題是，明明看來是類似的症狀，卻不是陽明病的情況。如果是濕熱病且大便停滯的狀況，就不會是陽明病的乾燥便，而是濕黏黏的大便。因此，陽明病的便祕可用大黃或芒硝，一次讓病人瀉下來消解會有清爽感，但是濕熱病時，就算解了大便也會有殘便感，一點也不會感到舒爽。不只如此，如果用大黃或芒硝給予病人激烈的瀉下，則只會損傷氣，肝心的濕邪卻不會減少。

因此，回到最一開始來說，濕熱病的便祕，應該只要讓三焦暢通，就能自然消解。

**第11條**　再人之體，脘在腹上，其地位處於中，按之痛，或自痛，或痞脹，當用苦泄，以其入腹近也。必驗之於舌，或黃或濁，可與小陷胸湯或瀉心湯，隨證治之，或白不燥，或黃白相兼，或灰白不渴，慎不可亂投苦泄。其中有外邪未解，裏先結者，或邪鬱未伸，或素屬中冷者，雖有脘中痞悶，宜從開泄，宣通氣滯，以達歸於肺。如近俗之杏、蔻、橘、桔等，是輕苦微辛，具流動之品可耳。

（意譯）

再回到人體，胃位於腹部之上，身體之「中」。

如果按壓此處會有疼痛感，或是自發痛，或痞脹時，可以將有苦味且去除濕熱的苦瀉藥放在近腹部處。此時，一定要對病人做舌診。如果病人的舌頭是黃色且混濁狀，表示是濕熱痰濁證，可以給小陷胸湯或瀉心湯，依證來治療。

或者是，如果病人的舌診是白且不燥，或黃白色都有，或灰白色卻不渴，絕對不可隨意給苦瀉藥。此時有許多種狀況，比方說是屬於外邪未解，但裏有鬱結，又或者是邪鬱其內，卻無法紓解，又或者是原本就屬於身體寒冷的情況。即使有胃中痞悶的感覺，有時適合以苦瀉藥來消去痞的感覺，但有時卻適合以其他藥劑來解除氣滯，總之就是要設法讓氣能通達肺。

最近一般常用的杏仁、肉豆蔻、橘皮、桔梗等生藥是屬於輕苦微辛的藥，具有使氣流動的作用，適合拿來運用。

所謂的脘，現在也常在「上脘」「中脘」「下脘」等穴道名稱中可以看見，而「胃脘」就是指胃。胃之所以會痞會痛，在傷寒中稱為結胸證或是痞證。要確實地為病患作舌診，如果發現「舌苔黃且膩，這就是因濕熱而起的痰」，就可以使用與傷寒相同的處方「小陷胸湯」或「半夏瀉心湯」

等苦寒藥來治療。這個方法稱為辛開苦降法（或稱為辛開苦瀉法），是溫病治療時常用的方法。以辛味來調整脾，讓氣往上升；以苦味來調整胃，讓濁氣往下走，以防止因為氣的滯留而導致痞的發生。另外，已經形成的痞也能藉由辛開苦降來緩解。

另一方面，如果判斷病人的痰濕不那麼嚴重，萬萬不可輕易投予苦瀉藥。苦瀉藥會損傷病人的陽氣，使得病人身體變得虛寒，要謹慎使用。

即使病人有因為濕熱而引起的胃的痞悶，可以使用如上述的開瀉（也就是辛開苦瀉），或是宣通氣滯（也就是藉由理氣化痰來解除氣滯），總之就是讓氣能通達肺，再藉由肺來讓濕熱邪排出體外。關於這一點也跟前一條條文相同，是溫病與傷寒治療法不同的例子。

第12條　再前云舌黃或渴，須要有地之黃。若光滑者，乃無形濕熱中有虛象，大忌前法。其臍以上為大腹，或滿，或脹，或痛，此必邪已入裏矣。表證必無，或十只存一。亦要驗之於舌，或黃甚，或如沉香色，灰黃色，或老黃色，或中有斷紋，皆當下之，如小承氣湯，用檳榔、青皮、枳實、元明粉、生首烏等。若未現此等舌，不宜用此等法。恐其中有濕聚太陰為滿，或寒濕錯雜為痛，或氣壅為脹，又當以別法治之。

（意譯）

如前所述，舌苔黃且混濁是指，不只表面的舌苔是黃色，而是整個舌頭連底色都是黃色的。此時，如果舌頭光滑，就表示有看不見的體內濕熱表現在舌頭上，代表身體虛，因此萬萬不可使用前面提到的治療法，也就是濕熱痰濁證時所使用的小陷胸湯或瀉心湯。

肚臍以上的腹部稱為大腹，大腹如果有膨脹、鼓脹、疼痛的症狀，表示病邪已經侵入裏。此時，要不就是全無表證，不然就是只剩下十分之一。

因此有必要再仔細看看舌診。如果舌苔是非常黃，或是沉香色，或是灰黃色，或是老黃色，且舌頭中間有裂縫，都應該要給予下法，給病人小承氣湯，另外也要用檳榔、青皮、枳實、元明粉、生首烏等。

如果病人沒有出現上述的舌證，則不可使用上述的處方與生藥。我們不能讓病人的腹中因為有濕而聚集太陰形成腹滿，也不能讓病人因為陰濕錯雜而引起腹痛，也不能讓病人因為氣滯而引起腹脹，所以應該設法採用其他治療方法。

「再前云舌黃或渴」的「渴」，以我參考的《溫熱經緯》一書中是寫「渴」，但是由於意思不通，所以，我覺得第11條所寫的「濁」才是正確的。舌頭黃是指體內有濕熱聚集，但是一般會看到舌苔黃。然而，有時會出現舌苔剝落，變成無舌苔的狀態，這稱為「光滑舌」。舌苔剝落還是可以看到舌頭本身，但舌頭本身是黃色的，也就是所謂的「地之黃」。

| | | | |
|---|---|---|---|
| 衛分證 | ・發熱、微惡風寒、汗（無～微）、口微渴、頭痛、咳嗽、咽喉腫脹疼痛。 | ・舌尖邊紅、苔薄白、脈浮數。 | |
| 氣分證 | ・身熱不惡寒（惡熱）、汗出、口渴欲飲、咳、痰黃燥、大便燥結、小便短赤。 | ・舌苔黃。脈數有力。 | |
| 營分證 | ・身熱夜甚、煩渴（～口渴不甚～不渴）、心煩不寢、時有譫狂、神昏譫語、下謇肢厥。 | ・舌紅絳、無～黃燥苔。訴細數。 | |
| 血分證 | ・身熱無汗、口乾、吐衄、便尿血、發斑、頭痛眩暈、心煩不寢、四肢痙攣。 | ・舌紫絳、無～苔黃。脈數、細～虛。 | |

接著來說說無苔。無苔是指沒有舌苔，或即使有舌苔，也正在剝落。這樣的舌苔很容易用鴨舌

棒簡單地刮下來，也就是所謂的「無根」苔。有這種舌苔的人，表示氣虛。順帶一提，如果是氣實，用同樣方法是刮不下舌苔的。市面上有一種刮洗舌苔的刷子，如果是氣實的人，怎麼刮都刮不下來。

說回濕熱在內又氣虛的病人，是比濕熱痰濁證還要虛弱。如果用濕熱痰濁實證適用的小陷胸湯或瀉心湯等苦寒藥給這樣的人服用，只會讓病人越來越虛，絕對要小心。

上腹部有脹滿或說是硬滿的症狀，也有壓痛感，因為這是裏熱實證，在經過舌診確認後，以小承氣湯來瀉下即可。所以說，舌診非常重要。

接著說一下關於舌頭的顏色，沉香色是指很深的黃褐色；灰黃色是指帶有灰色的黃色；老黃色是指朦朧的深黃色。在上頁表格中只能以黑白相片顯示，真是抱歉。

**第13條　再黃苔不甚厚而滑者，熱未傷津，猶可清熱透表。若雖薄而乾者，邪雖去而津受傷也，若重之藥當禁，宜甘寒輕劑可也。**

（意譯）

另外，黃苔沒那麼厚卻滑的時候，表示熱邪還未損傷津液，所以可以清熱透表。

如果黃苔薄卻乾燥時，硬要除去熱邪會損傷津液，所以嚴禁使用苦味重的藥，以甘寒的輕劑為佳。

這一條條文在提示我們，舌診後適合用哪種處方。病人黃苔厚，當然是表示體內熱多且濕多，但本條條文寫著「不甚厚」，也就是沒那麼厚，表示津液還有剩餘，而且熱也還沒嚴重到致命的程度。此時，體內津液還具有某程度的冷卻作用，所以津液還足夠幫助身體達到清熱透表的可能。

但是，即使是「苔黃不甚厚」也不能就此安心。萬一舌苔顯得乾燥，就算體內沒有很多熱，也表示津液已經快要用盡。因此，如果在此時使用苦重藥，會讓病人下痢且讓津液耗盡，千萬不可。只要使用甘寒的輕劑，讓體內津液能夠留存就好。

本條條文也在強調一件事，就是治療溫病時，要隨時考量到津液的狀況，對此，我深表理解。因為津液一旦不足，人就會面臨致命的狀態。但是現代醫學可以幫病人用輸液治療，所以能夠讓醫生有更充裕的時間應對。

**第14條**　再論其熱傳營，舌色必絳。絳深紅色也，初傳，絳色中兼黃白色，此氣分之邪未盡也，泄衛透營，兩和可也。純絳鮮澤者，包絡受病也，宜犀角、鮮生地、連翹、鬱金、石菖蒲等。延之數日，或平素心虛有痰，外熱一陷，裏絡就閉，非菖蒲，鬱金所能開，須用牛黃丸，至寶丹之類以開其閉，恐其昏厥為痙也。

（意譯）

一旦氣分的熱傳達到營分，病人舌頭的顏色必定會變深，這裡說的絳就是指深紅色。剛開始的時候，絳色舌頭有一部分會是黃白色的。這是因為氣分的邪還沒完全傳到營分，而衛分開放，使得熱邪從營分往氣分通透出去，此時營衛就能調和。

如果是單純的絳舌且顏色鮮豔，表示病邪在心包絡。此時，適合用犀角、新鮮的生地黃、連翹、鬱金、石菖蒲等生藥。

如果這樣的狀態持續數日，或是平常就感到心虛有痰，一旦外熱往體內陷入，則裏的經絡就會封閉，此時菖蒲、鬱金等並無法打開經絡，要改用安宮牛黃丸跟至寶丹之類的處方來把熱閉打開，以免病人發生昏厥與痙攣的狀況。

之前我已經提過舌診的重要性。當熱深深傳到體內，就會出現絳舌——深紅色的舌頭。只要舌頭還是黃白色，就表示熱邪還沒有從氣分跑到營分，所以要用透熱轉氣來把熱邪從衛分排出體外。

當舌頭已經不是黃白色，而變得完全深紅，就不再能悠哉處理，而是要馬上直接給予病人冷卻營分的熱的處方。

像上述這般，觀看病人舌診，可以知道病邪所在的階段，如此才能馬上改變用藥方式。

這則條文中出現了安宮牛黃丸（出自《溫病條辨》）及至寶丹（出自《和劑局方》）等處方，這些都是用於因熱毒所引起的意識障礙（神昏），且都是具有清熱開竅、豁痰解毒功效的處方。對於熟悉日本漢方的人來說，這兩個處方或許很陌生，但卻是治療溫病的基本處方。這些處方中有大量牛黃、犀角、麝香、硃砂、雄黃、水芹等礦物性及動物性生藥，當菖蒲、鬱金等植物性生藥無法有效治療，就需要使用礦物性與動物性生藥來加強治療。然而，冰片、龍腦等屬於植物樹脂的結晶，屬於天然化合物 borneol，這些是會有清新感的芳香劑，同時也是樟腦的成分之一，也就是衣櫃中防蟲劑的味道，這樣一說，各位一定明瞭。

再多說一點，我第一次看到「冰片」這兩個字時，還誤以為是冰塊，就是飲料中常放的那種大小的冰塊，甚至還胡亂想著：「這麼有清涼感的藥，在溫病時飲用，一定很舒爽，可是古時候的中國南方要怎麼取得冰塊呢？而且還要放入剛剛煎好的熱湯藥裡，一定會融化的呀。這樣一來不就失去冰片的意義了嗎？」

以現代醫學的眼光來看，如果要細細思考這些處方究竟是如何產生藥效，我想或許是因為動物性生藥裡的荷爾蒙以及礦物性生藥，兩者直接影響神經細胞（硃砂＝ HgS、雄黃＝ AsS 都有毒）而起的作用。雖然現代醫學會使用砷來治療一部分的白血病（急性前骨髓球性白血病），但是以毒攻毒的做法，大多是用在抗惡性腫瘤藥物上。

不單是溫病，《傷寒論》裡也有同樣的例子。柴胡加龍骨牡蠣湯中原本也放了鉛丹。鉛丹是四氧化三鉛$Pb_3O_4$，有劇毒，因此短時間服用還好，但是長期服用會引起鉛中毒，所以現在已經將鉛丹從這個處方中移除。

在此我再次離題。十幾年前，我到美國波士頓留學，那時奉老師指示去幫那裡的學齡前孩子做血液檢查，以調查血液中的鉛濃度。那時有不少孩子被發現有鉛中毒症狀，而引起孩子鉛中毒的原因之一就是，當時一般美國人家裡是以油漆塗擦牆壁，但波士頓有許多古老建築（據說二十年屋齡算是新屋，我當時住在八十年屋齡的建築裡），所以在重新粉刷時，會刮除舊的油漆，而刮除牆壁時會出現不少粉塵。舊油漆粉塵中就含有大量的鉛，孩子們（尤其是嬰幼兒）不小心舔食粉塵後，鉛自然就進入體內。另一個原因是鉛製水管。由於老舊水管多，而且材質都是鉛。於是，得知原因後，當時政府就規定孩子們不能直接喝從水管流出來的水，而要喝按規定處理過的水。剛剛的鉛丹，就讓我想起當年美國人民很小心地在過日子的那段歷史。

**第15條**　再色絳而舌中心乾者，乃心胃火燔，劫煉津液，即黃連、石膏亦可加入。若煩渴煩熱，舌心乾，四邊色紅，中心或黃或白者，此非血分也。乃上焦氣熱爍津，急用涼膈散，散其無形之熱。再看其後轉變可也。慎勿用血藥以滋膩難散。至舌絳望之若乾，手捫之原有津液，此津虧濕熱薰蒸，將成濁痰，蒙閉心包也。

（意譯）

如果病人是絳舌，而且舌頭中間偏乾燥，表示這是因為熱邪所引起的心與胃被火灼燒，而津液被火熱所劫走，此時應該要在處方中加入黃連與石膏。

如果口渴嚴重、感到煩悶、熱、舌頭中間乾燥、舌頭邊緣紅、中間黃且白，表示熱邪還沒進入血分。這就是所謂的上焦的氣強烈狂燒津液，此時應該要盡速用涼膈散來散除無形的熱。之後，再因應狀況的變化做治療即可。

此時絕不能使用血藥。因為血藥的性質過於滋膩，會使得熱邪難以散去。

絳舌看來似乎非常乾燥，但用手試著去碰觸卻發現還有津液在舌上時，表示津液虛損、濕熱蒸騰，正是濁痰形成，欲包覆心包之時。

病人的病態從前條的絳舌再進一步往前推進，熱越來越強，使得身體變得乾燥。這時是津液的危機，要用黃連加石膏（$CaSO_4 \cdot 2H_2O$，這也是礦物性生藥）以圖清熱存陰。涼膈散是由大黃、芒硝、炙甘草、黃芩、山梔子、連翹、薄荷所構成的清熱解毒、瀉火通便劑，但去掉芒硝（$Na_2SO_4 \cdot 10H_2O$，這也是礦物性生藥），其餘都是植物性生藥，總給人一些不安全感。因為熱邪似乎已經進入血分，會讓人想要用犀角等的涼血清熱藥，但後者的黏膩性反而會造成熱的封閉，所以這則條文裡才會寫著「慎勿用」。

絳舌，看起來像是乾燥舌，但用手觸摸卻發現是濕潤的。此時看來是有津液殘存，狀態似乎還好。但很奇怪，因為實際上，這時已經沒有津液在裏，而且火正旺盛，正是因為如此，體表附近原本的少量津液蒸發，只剩下一些在舌頭上而已。裏的津液因為熱邪蒸發而成為痰濁，很黏稠，就快要包覆住心包。就像以蠟封口的威士忌瓶口般，這樣講各位應該就能理解。

**第16條　再有熱傳營血，其人素有傷宿血在胸膈中，挾熱而搏，其舌色必紫而暗。捫之濕，當加入散血之品，如琥珀、丹參、桃仁、丹皮等。不爾，瘀血與熱為伍，阻遏正氣，遂變如狂，發狂之證。若紫而腫大者，乃酒毒衝心。若紫而乾晦者，腎肝色泛也，難治。**

（意譯）

如果熱再傳到營血時，病人胸膈中一旦有瘀血，瘀血就會得到熱，營血就會受到激烈的攻擊，舌頭一定會變成暗紫色。

此時如果碰觸舌頭，感覺還有濕氣，就在原本的涼血散熱處方中再加上琥珀、丹參、桃仁、丹皮等散血的藥。

如果治療過程不順利，瘀血與熱結合會產生相乘效果，那將會妨礙正氣，使得人變得像狂人而呈現出發狂的症狀。

如果是紫舌且腫大時，就是酒毒往心衝。

如果是紫舌且乾燥、顏色暗沉時，就是呈現出腎、肝的顏色，很難治療。

這則條文是以原本就有瘀血的病人來舉例說明熱邪。所謂的瘀血或是痰飲是指某種病變的產物，而這則條文的例子又是另有病變原因的麻煩狀況，就是起因於血、津液滯留的結果。但就算是單一因素也會帶來壞處，何況是一旦與熱邪相結合，當然就會變得更麻煩。本條條文中是說，營血再加上熱邪，尤其是熱邪與血分的瘀血相結合的狀況，所以治療時要用散血藥，也就是活血化瘀藥，以擊潰瘀血。如同我們在氣分證時所解說的那樣，三焦的瘀阻是要加以分消。因此治療時，只要想起這個準則，就知道應該要把大的弄小、將複雜的加以簡化，最後再各個擊破就好。因此，在本條條文中也是相同原則，首先粉碎熱黏著住的瘀血。在溫病治療上，應該已經給病人吃過攻擊熱的處方，所以只要再加上活血藥即可。

如果這個做法失敗，瘀血＋熱邪會阻礙正氣，病人就會出現如傷寒的太陽病蓄血症一般，出現發狂的樣子。順帶一提，在《傷寒論》中，是以強烈活血化瘀藥，如抵當湯、桃核承氣湯等來治療。

從漢方醫學的觀點來看，如果病人的臉色出現了臟器的顏色（真臟色），就是有生命危險之時。但是我覺得，除了臉色，舌頭的顏色也是重要的參考指標。五行表中，腎的真臟色是黑色、肝的真臟色是青色，所以當臉色或是舌頭的顏色呈現紫色且暗沉，就是肝腎的顏色。而且本條文寫的是舌頭呈現乾燥狀，所以表示人的氣數將盡，先不說很難醫治，而是表示病人此時有生命危險了。

**第17條**　舌色絳而上有黏膩，似苔非苔者，中挾穢濁之氣，急加芳香逐之。舌絳欲伸出口，而抵齒難驟伸者，痰阻舌根，有內風也。舌絳而光亮，胃陰亡也。急用甘涼濡潤之品。若舌絳而乾燥者，火邪劫營，涼血清火為要。舌絳而有碎點白黃者，當生疳也。大紅點者，熱毒乘心也。用黃連、金汁。其有雖絳而不鮮，乾枯而痿者，腎陰涸也。急以阿膠、雞子黃、地黃、天冬等救之。緩則恐涸極而無救也。

（意譯）

病人是絳舌且舌頭上仍有黏液，黏液看起來像是舌苔卻並非舌苔，此時表示中焦汙濁且有濕氣，應該要立刻在處方中加入芳香的藥來將濕氣逐出體外。

如果病人是絳舌且表面非常光滑，表示胃陰正在消失，應該立刻使用甘涼濡潤的藥以補胃陰。

如果病人是絳舌且乾燥，表示有火邪損害營，應該要冷卻血來消火。

如果病人是絳舌、呈白黃色，且舌頭上有突起的顆粒狀，表示身體正要發生瘖病。如果顆粒狀是大紅點，熱毒正要攻心，所以要用黃連、金汁。

即使病人有絳舌，顏色卻不鮮豔，且舌頭乾燥並顯得萎縮，表示腎陰正要乾涸，要立刻使用阿膠、雞子黃、地黃、天門冬來救治。如果不趕快救治，等到腎陰完全乾涸就回天乏術了。

穢濁，就如同字面上的意思，是汙穢混濁，髒到不能再髒的混濁物體。我雖然不清楚實際上是什麼，但總之就是有類似的東西在腹部裡。據條文來看，此時，只要用芳香的藥物加以治療即可。

所謂的芳香，是指有迷人香氣者，東西若有迷人香氣，是因為含有芳香化合物。但是，芳香化合物也可能是會發出惡臭的東西。芳香化合物具有揮發性，從鼻子吸入，經由嗅覺到前腦，並在前腦刺激神經。結果就是，變成訊號傳達到身體許多部位去，使得生理活動產生變化。因此，好的味道不代表一定只會為情感上帶來好的或壞的作用。意思是，掛在廁所的芳香劑當然不只有會讓心情愉快的作用。

自古以來，具有芳香特徵的植物一直都作為藥用。生藥之中具有芳香特徵者頗多，尤其是在漢方、中醫治療上，芳香類生藥也具有重要的地位，人們期待芳香藥類生藥能達到去濕（化濕）的作用，尤其是經常用來去除脾的濕氣。這裡雖然沒有寫出生藥名稱，但常用的有薄荷、藿香。我們會用芳香類生藥來開胃降濁，也就是把病邪往身體下部驅趕。

當肝風內動發生，舌頭的伸縮活動會變得困難，甚至有時舌頭會產生痙攣。由於此時舌頭看起來像是變短，所以稱為「舌短」，以現代醫學來說就是中樞神經系統（尤其是舌下神經麻痺）發生異常而妨礙舌頭活動，有時也會引起舌繫帶攣縮。

肝風內動的起因有兩種，一是陽熱亢盛所引起，一是陰虛火旺所引起。如果要把這一條條文中的肝風內動直接歸因於陰虛火旺也沒問題，但是由於現在是討論溫病，而且舌頭顏色是絳色，所以可以合理猜測，作者是以陽熱亢盛來舉例，我也才會做這樣的翻譯。條文中並沒有提及治療方法與處方或任何生藥，但我們知道，此時應該要平肝熄風，再加上病人有痰熱，所以要使用釣藤鈎、天麻、羚羊角等滌痰作用的生藥。

「舌絳而光亮……」之後是寫著因為熱將陰加熱蒸發而導致陰虛，也就是陰枯竭的例子。此時要用甘草等甘味來調整脾胃以增加陰。

另外，所謂「疳症」是指，疳蟲、夜啼、痙攣等小兒常見的神經症狀，一般會用樋屋奇應丸®等來治療。但在這則條文中所說的，是因為溫熱而引起的口腔內病變，所以自然而然會往現在的痲疹或手口足病的方向思考。以上這些稱為「口疳」，理應用黃連或金汁等清熱解毒藥來治療。另外，樋屋奇應丸內的主要成分含有牛黃、麝香、沉香、熊膽等芳香開竅、鎮靜作用的生藥，看來確實對中樞神經症狀能發揮藥效。

痞的漢字是由病字邊與甘甜的甘所組成，而五行中甘味是入脾的，這麼想來，應該是與脾有關。我們經常會聽到「癲癇」也寫成「痞積」，由此可推論，是因為甘味食物飲食過度而造成腹中的食積，引起了痞的症狀。

**第18條　其有舌獨中心絳乾者，此胃熱心營受灼也，當於清胃方中，加入清心之品。否則延及於尖，為津乾火盛也。舌尖絳獨乾，此心火上炎，用導赤散瀉其腑。**

（意譯）

只有舌頭的中間是絳色且乾燥時，表示受胃熱影響，心營受到灼燒。此時應該在清胃熱的處方中加入清心火的藥。如果不適時投藥，病變就會發展至舌尖，使津液變得乾燥而火更加旺盛。

舌尖有絳色，且只有舌尖乾燥時，表示心火正旺。此時，適合使用導赤散，對與心對應的小腸腑瀉火。

望診中，舌頭的中間是與脾胃相連結的。在第15條中寫道，整個舌頭都變絳色，但本條條文則是只有舌頭的正中間是絳紅且乾燥的。也就是說，第15條的狀況是，火熱正往氣分與營分擴散中，而本條條文則是脾胃，尤其是只有胃部有熱且乾燥的狀態。此時，如果不試圖冷卻這個胃熱，火熱就會繼續擴散，體內津液就會越來越消耗。因為是溫病，所以病邪是由氣往營血的方向進行。雖然心正受胃火燒灼，但熱邪尚未侵入心。然而，若是因此而掉以輕心，將會演變成「熱在心」的狀況，使得營分、血分都會遭到熱邪侵入。因此，為了守護心，條文中提示了，必須要同時服用冷卻心火的藥，以及去除胃熱的藥。現在的狀況與前一則條文中所說的「熱毒乘心」的狀態接近，所以適合使用黃連、金汁。另外，竹心、生地黃也適用。

舌尖會反映「心」的異常狀況。這裡所說的舌尖紅且乾燥，是指心的熱正在往上升，並且寫道要用導赤散來瀉小腸。導赤散中有清心熱的生地黃、竹葉、生甘草，以及清小腸熱的木通，是一個能治療當心熱波及小腸而造成血尿的處方。因為藉由瀉小腸的熱來導出心熱，所以導赤散的處方名稱正反映出了這層意思。讀本條條文就能知道，只要清小腸熱就能治療心熱，但是看處方中的構成生藥卻比較像是清心熱的處方。

**第19條**　再舌胎白厚而乾燥者，此胃燥氣傷也。滋潤藥中加甘草，令甘守津還之意。舌白而薄者，外感風寒也，當疏散之。若白乾薄者，肺津傷也，加麥冬、花露、蘆根汁等輕清之品，為上者上之也。若白苔降底者，濕遏熱伏也，當先泄濕透熱，防其就乾也。勿擾之，再從裏透於外，則變潤矣。初病舌就乾，神不昏者，急加養正透邪之藥。若神已昏，此內匱矣，不可救藥。

（意譯）

舌苔還是白且厚，並且乾燥時，表示胃乾燥且氣正在受損中，所以要在滋潤藥中加入甘草，以實行「以甘味守護津液，使身體回復原本狀態」的意思。

當病人的舌苔白且薄，表示外感風寒，所以要散出風寒。

如果病人的舌苔白且乾燥又薄，表示肺的津液受損，此時要加入麥門冬、花露、蘆根汁等輕微清熱的生藥。也就是「在上面的就在上面處理」。

如果病人舌苔白，但舌頭深處卻是紅色，表示因為濕讓熱壅塞在裏，因此治療時，首要瀉濕透熱，以防止裏變得乾燥。請毋需擔心，只要讓熱從裏透出外，裏就會馬上變成滋潤的狀態。

在病的初期，若病人的舌頭已經變得乾燥，但意識尚未昏沉，要立刻投予養正氣、讓邪氣能透出的生藥。但是如果病人此時已經意識昏沉，表示體內欠缺正氣，則已經無藥可救。

本條條文中，對於津液損傷這件事的用心，或說是顧慮，真的非常徹底，讓人很感動。我們發現，原來古時候在病人得溫病時，對於維持身體的津液，投注了相當多精力。倒不如說，給人一種原來應對熱邪是擺在第二位的錯覺。在本條條文中，與其說是驅除病邪，強調的其實是要先養陰。當然，如果補陰過度，會讓濕湧出而造成病邪流連不去，這一點要特別注意。

所謂「為上者上之也」是指，在治療時，不將在肺的病邪往他處移動，也不誘導至他處，而是直接在病邪所在位置進行處理。同樣的，「為下者下之也」也是如此。此時，不使用透熱轉氣般的高超技術，而是直接當場治療。我認為這意味著，治病時不需要想太多。在此，當然是選擇能對身體上部有效的、具有輕清性質的藥。如果不這麼做，比方說選用了沉重的生藥時，藥效會沉往身體下部，反而無法在上部產生作用。各位還記得「治上焦如羽」是誰的主張嗎？

最後，我們在條文中看到「若神已昏，此內匱矣，不可救藥」，反觀現今的醫療對於這樣的病人卻仍能不放棄地好好治療，有抗菌藥、抗病毒藥、輸液、人工呼吸等各種方式可以救治，不禁令人對現代醫學的進步感到可貴。

**第20條**　**又不拘何色，舌上生芒刺者，皆是上焦熱極也，當用青布拭冷薄荷水揩之，即去者輕，旋即生者險矣。**

（意譯）

不論舌體本身是什麼顏色，只要舌頭上出現芒刺，就表示上焦有大熱。

此時，要用黑布沾冷的薄荷水擦拭舌頭，如果芒刺立刻消失就表示是輕症，但如果擦去後又馬上生出芒刺，就是重症。

芒刺舌是因為體內熱邪嚴重，造成津液損傷，使得舌苔乾燥變得像棘刺一般的顆粒狀。這類型舌頭的病人大多是重症的熱證或陰虛證，但是如果已經知道病人狀況，就要對症下藥。

這條條文中所寫的測試方法是薄荷水。用薄荷水將布浸濕，然後用布去擦拭病人的舌頭，如果此時因為舌苔獲得濕氣，芒刺般粒狀物就此消失（舌頭顏色是灰色），就算是輕症；如果擦拭後，芒刺般粒狀物不但沒有消失，而是馬上又出現，就判定病人是重症（舌頭顏色幾乎是黃色～褐色）。然而我覺得，當時的醫師就算不做這種測試，也能光憑肉眼觀察舌苔就做出判斷。

**第21條**　**舌苔不燥，自覺悶極者，屬脾濕盛也，或有傷痕血跡者，必問其經搔挖否，不可以有血而便為枯證，仍從濕治可也。再有神情清爽，舌脹大不能出口者，此脾濕胃熱，鬱極化風，而毒延口也。用大黃磨入當用劑內，則舌脹自消矣。**

（意譯）病患的舌苔不乾燥卻感覺胸部鬱悶時，屬脾的濕盛狀況。如果此時病人身上有傷痕或出血痕跡，應該要追問病人是否曾經搔抓傷處。但絕對不能只憑出血痕跡，就斷定這是血枯證，應該要針對濕來加以治療。

另外，如果病人的意識清楚、舌頭腫大而無法伸出口，表示病人的脾胃中有濕熱鬱積，並且已經化為風，毒已經擴及口唇。此時要在處方中加入研磨後的大黃粉末，服用後，病人的舌頭腫脹自然會消失。

脾本身討厭濕，當脾處於濕盛狀態就會傷脾，而且也會因此阻礙全身氣的循環（脾失健運）。如此一來，病人胸部附近會感到鬱悶難耐。此時，千萬不要被體表的傷痕所蒙蔽，要能看穿本質（脾失健運）再著手治療。不論在任何時代，能擁有看穿本質的眼光很重要。

話說回來，每次我讀這則條文，總是會想起異位性皮膚炎。大多數異位性皮膚炎的病人並不是血枯而是血虛，由於多數病人的病態是血燥生風，所以治療時，醫師多是採行補血止癢，但通常光只是這樣並不能治癒。我常在臨床上看到許多因為脾虛而造成濕盛的病人，而且經常只要補脾就能治癒異位性皮膚炎。我本身是常使用茯苓、白朮。

氣鬱會化毒，進而造成舌頭腫脹。此時只要用大黃粉末，讓病人瀉下，舌頭腫脹自然消去。

第22條　再舌上苔白黏膩，吐出濁厚涎沫，口必甜味也，為脾癉病，乃濕熱氣聚與穀氣相搏，土有餘也，盈滿則上泛，當用省頭草，芳香辛散以逐之則退。若舌上苔如鹼者，胃中宿滯挾濁穢鬱伏，當急急開泄，否則閉結中焦，不能從膜原達出矣。

（意譯）

當病人舌苔白膩、唾液混濁而黏稠，口內必然有甜味，這是起因於脾的疲勞而引起的脾痹之病。當濕熱的邪氣聚集並與穀氣相碰，土氣就會有剩餘而滿溢往上泛出。此時可以使用省頭草，以其芳香清散作用來驅除多餘的土氣。

如果病人的舌苔上有顆粒狀的鹼狀物，表示胃中滯留的食物與濁穢相糾結。此時應該要立刻開泄，如果不這麼做，就會堵住中焦，萬一堵到膜原，就再也無法將濁穢排出。

脾痹是個陌生的詞彙，可參考《黃帝內經・素問・奇病篇》第47。

帝曰「有病口甘者，病名為何。何以得之。」

岐伯曰「此五氣之溢也，名曰脾癉。夫五味入口，藏於胃，脾為之行其精氣，津液在脾，故令人口甘也。此肥美之所發也，此人必數食甘美而多肥也。肥者，令人內熱，甘者令人中滿，故其氣上溢，轉為消渴。治之以蘭，除陳氣也。」

（意譯）

黃帝說：「嘴巴變甘甜的病，病名是什麼？病因是什麼？」

岐伯回答：「這是五氣滿溢的病，病名是脾癉。五味入口後，會儲放在胃，而脾會將精氣送達全身。因為脾氣具有甘味，所以口中會有甘味。這是因為病人吃很多美食所引起，可知病人必然吃太多高熱量的食物，而且身體肥胖。如果病人肥胖，就表示有內熱，又吃得滿肚子的甘甜食物，因而造成氣的上衝，變成消渴。治療時，要使用蘭來去除滯留腹部的累積之氣。

所謂的脾癉，應該就是現今所說的新陳代謝症候群，再加上因為吃得太多，使得腸胃疲乏的狀態。「消渴」則是指糖尿病，糖尿病嚴重時，病人就會感到口渴難耐。

就算不是溫病，也會發生脾癉，所以本條條文才會出現做舌診的敘述。

另外，本條條文所說的「省頭草」是指佩蘭，也就是〈素問〉文中的「蘭」，具有芳香化濕、醒脾開胃的作用。

膜原也可以寫做「募原」，〈素問・舉痛論〉中提到：「寒氣客於腸胃之間，膜原之下……」可以想成是胸膜與橫膈膜之間的部位。吳又可的《瘟疫論》中是這樣描述的：「邪從口鼻而入，則其所客，內不在臟腑，外不在經絡，舍於夾脊之內，去表不遠，附近於胃，乃表裏之分界，是為半表半裏……凡邪在經為表，在胃為裏，今邪在募原者，正當經胃交關之所，故為半表半裏」，意即募原在半表半裏的位置。

**第23條　若舌無苔，而有如煙煤隱隱者，不渴肢寒，知挾陰病。如口渴煩熱，平時胃燥舌也，不可攻之。若燥者，甘寒益胃，若潤者，甘溫扶中。此何故。外露而裏無也。**

（意譯）

病人無舌苔，只有像煙灰一樣薄薄一層附著於舌頭時，如果不感到口渴卻感到四肢發冷，表示有陰病潛藏體內。

一般只要病人有口渴，就會有因為溫病而出現的煩熱症狀，但這則條文中卻不是，這表示病人平常就沒有胃的津液，因此才會沒有舌苔。此時，千萬不可錯認為「啊，這是胃有濕熱邪，胃熱正盛」而給予清熱。因為此時實際上是胃陰不足，所以才會有虛火發生，如果誤用清火的治療法，就會造成氣的損傷。

如果此時病人舌頭乾燥，就應該要用甘寒藥來幫助胃。

為什麼要這樣做呢？因為此時雖有外證，裏卻沒有熱邪。

因為譯文中已經寫得很完整了，接下來沒有什麼要補充的。

一旦病人出現近似無苔卻出現有如薄黑苔的舌象時，就是熱證。但並沒有那麼嚴重，只是輕證。仔細看看，病人沒有口渴，只有四肢冰冷，所以並不是因為嚴重的熱所造成的乾燥。如此一來，就知道是因為「平常胃的津液就不夠」所造成，應該可以判定是虛熱（虛火）。

總的來說，這則條文所寫的並不是因為濕熱邪進入胃，而是因為胃氣不足已成常態，因而造成津液不足所發生的熱。這樣的情況類似於因為機器本身的冷卻水不足，導致機器自然產熱的狀況。本條條文中提到，此時，絕對不能使用大黃來處理熱，正確的治療方法應該是用甘味藥來補足胃氣，讓身體自然產生津液。這麼說來，應該可以使用人參。

然而，這裡又寫到使用甘味藥來補胃氣時的注意事項。如果病人的舌頭是乾燥的，這要算是陰虛所造成的熱。由於並不是病邪的實熱所引起，所以可以用沙參、麥門冬等既甘又寒的藥來加以冷卻。正因為不是很強烈的熱，所以如果用寒藥重重地加以冷卻，就會下手太重。以同樣的邏輯來思考，如果病人的舌頭是濕的，就會知道這不是熱象，是胃寒，所以要用甘溫藥來溫暖胃部。

以上所說的狀況，都不是因為裏的熱邪所引起。如果是熱邪，只用甘寒藥是絕對不足以冷卻的，而且如果是用溫藥，結果反而會搧風點火。

以五臟六腑中胃的概念，再以陰陽、寒熱、虛實、表裏來思考，只要忠於基本概念，應該大多能掌握。

**第24條** 若舌黑而滑者，水來克火，為陰證，當溫之。若見短縮，此腎氣竭也，為難治，欲救之，加人參、五味子，勉希萬一。舌黑而乾者，津枯火熾，急急瀉南補北。若燥而中心厚痞者，土燥水竭急以鹹苦下之。

（意譯）

病人的舌苔黑且濕時，表示體內的水大量增加而抑制了火。這是屬於陰證，正確的治療方法是以溫藥來溫暖身體。

如果病人的舌苔黑而且舌頭變短，表示腎氣將盡，很難醫治。這時若想要救治病患，可在處方中追加人參與五味子，雖然幾乎不可能救回病人，但這是眼下唯一的方法。

當病人的舌苔黑且乾燥，表示津液枯竭而火正燃燒旺盛，所以要盡速瀉心火，另一方面要立刻補腎水。

當病人的舌苔黑且乾燥，而且舌頭中間的舌苔非常厚，表示因為胃的燥熱造成腎水枯竭，要立刻給予鹹苦味的藥以降心的熱。

潮濕的黑苔是「水來克火」，也就是「腎陰盛→腎陽虛」所造成的結果，表示腎水太強，壓過腎陽（也就是火），結果由水獲勝。即身體被水充分冷卻了。

然而，腎陽虛時，也是因為腎陰相對變強，才有可能造成腎陰盛。此時，由於火衰微變弱，水不戰而勝，同時身體因此變冷，才出現潮濕的黑苔。

由於陰盛有以上兩種原因，所以究竟是先有陰盛呢？還是先有陽虛呢？這跟先有雞還是先有蛋的問題一樣，引起多方辯論，至今仍未有定論。

臨床上，無論遭遇到哪一種情況，總之就是陽虛陰盛，給予病人適當的處方補陽即可。

……陰盛→陽虛→陰盛→陽虛……

這樣的惡性循環，只要解除陽虛就能消解陰盛，病就會治好。像這樣，所謂的惡性循環，只要在任何一處加以截斷即可。

所謂的「舌見短縮」，以現代的說法來說就是舌萎縮或是舌繫帶攣縮。此時，病人體內腎氣已經用盡，醫師已束手無策，因為陰或陽都沒有了。如果想要救治，在當時那個既無法輸液，也沒有抗菌藥或抗組織胺藥物的時代，只能在補陽的處方（四逆湯等）中加入人參或五味子來奮力一搏。

一種名為「瀉南補北」的「津枯火熾」治療法總會讓人聯想到日本江戶時代的「鶴屋南北※」，

※註：鶴屋南北，活躍於日本江戶時代後期的歌舞伎狂言作者。

但其實是源自於五行學說。

在五行學說中，將自然界的萬事萬物分為「木、火、土、金、水」五種類型，連方位也被歸類，在這裡，只要先知道南方屬火、北方屬水就好。事實上，南方確實比較熱，而北方確實比較冷。另外，東方屬木、西方屬金、中央屬土。

臟腑也各有五行，臟的火跟水分別對應到心跟腎，而腑的水跟火則對應到小腸跟膀胱，所以南指心、小腸，北指腎、膀胱，因此所謂的瀉南補北就是「瀉火補水」，實際上的做法即是「瀉心火＋補腎水」。總的來說，如果人處於健康狀態，腎水能恰恰好冷卻心火，而心火則能恰恰好溫暖腎水，兩者合作無間，然而，當心有熱邪且過強，也就是心火不只是溫暖腎水，而是變得過熱的異常狀態。此時的治療方法就是，要立刻瀉心火，再補充腎水即可。條文中寫著「急急」，所以真的非常緊急。此時，黃連阿膠湯等應當非常適合。

瀉南補北法也稱為「滋陰降火法」。這是用語問題，「滋陰降火法」顧名思義就是「滋陰↓降火」，一般來說就是「體內處於水分（陰）不足，相對來說，火（虛火）太亢進的狀態，此時藉由補陰來抑制火」的意思。但是，我認為原本並不是上面所說的那樣「因為熱邪在心，所以燃燒腎陰」，應該是反過來才對，那麼「滋陰＋降火同時進行法」是不是就沒問題了呢？

接著從五行學說的觀點來看，「土燥水竭」是指，屬土的「脾、胃」乾燥，陰變少而引起虛熱，當火熱太強，與「土」屬相剋關係的「水」也就是「腎、膀胱」的氣耗盡的異常狀態。此時，以入腎的鹹味藥來「腎氣↑⇓腎陰↑」，另一方面再使用苦（寒）味的藥來降胃的熱。更正確地來說，以入心的苦味藥來降心的熱。由於脾胃與心具有母子關係，心火不熱了，就能保存脾胃的陰。以上就是急下存陰的治療方法。此時適合承氣湯類處方，而這也類似於傷寒少陰病的急下存陰。

如果各位能事先了解五行與母子的關係，以及相剋、相侮，應該就不難理解以上這段敘述。

**第25條　舌淡紅無色者，或乾而色不榮者，當是胃津傷而氣無化液也，當用炙甘草湯，不可用寒涼藥。**

（意譯）

當舌頭顏色非常淡，幾乎無色，或舌頭乾燥且顏色不鮮豔，表示胃的津液有所損傷，而且氣無法化為津液的狀態。治療時應該用炙甘草湯，千萬不可使用寒涼藥。

漢方醫學認為，健康的舌頭顏色一般應該是呈現淡紅色，因此本條條文中的「舌淡紅無色」是很奇怪的，所以，如同我翻譯的一樣，「幾乎沒有，在臨床上就等於是『無』」。也就是，當舌頭原本該有的淡紅色不見，血色不好，會讓人感覺生命力稀薄。

在第23條條文中已經敘述過，當胃氣不足，會引起胃的津液不足，也就是「氣↓⇓津液↓」。另外，當胃的津液不足，體內會產生虛熱，虛熱會造成氣的損傷，也就是「津液↓⇓氣↓」。本條條文也是提到「氣↓⇓津液↓」這件事，但充其量也不過是濕度下降而已。這裡有一點很重要，由於「氣↓」會使得血生不出來，所以「氣↓⇓血↓」，結果就是血色很差。

此時，由於「氣↓」是原因，正確的治療方法是設法增加胃氣。使用寒涼藥來冷卻體內實熱絕對不可取。一旦胃氣增加，就會透過氣化作用來增加津液，「氣↑⇓津液↑」後就能消除津液不足的狀況。當然，因為「氣↑⇓血↑」，血回復後，舌頭的顏色自然就出現紅色。

當然，不說這些囉嗦的道理，如果能同時回復氣與津液，應該會比較快吧……。

炙甘草湯這個處方名就清楚表明了，是炙甘草，不是生甘草。甘草，如果是生甘草，主要是清熱作用，而炙甘草則具有益氣作用（《傷寒論》裡也是如此）。炙甘草湯中有人參，而人參是補氣的代表藥。另外，炙甘草湯中還有地黃、麥門冬、阿膠等，這些都是滋陰的藥（前面提到人參補氣的結果雖然能滋陰，但這些藥反而能直接引起補充津液的作用）。也就是說，炙甘草湯是能同時補氣與補陰的處方，相當完備。

至於地黃、麥門冬、阿膠等滋陰藥，實際上雖然具有防止「津液↓⇓虛火↓⇓氣↓」的作用，卻無法期待它們有強烈的清熱作用。如果希望炙甘草湯有強烈的清熱作用，就將炙甘草湯（也稱為復脈湯）做加減成「加減復脈湯」，這個處方裡是炙甘草湯加入了牡蠣、龍骨、鱉甲、龜甲等清熱藥，能特別冷卻營分熱、血分熱。加減復脈湯有名的有一甲煎、二甲煎、大定風珠等。

補充說明一下，炙甘草湯的濃縮科學中藥中，甘草分量稍多了些，很容易引起諸多副作用，是個難以運用的處方。

目前為止，我發現自己大大活用了中醫基礎理論，因此說明起來相當容易。要再強調一次，如果各位能夠輕鬆躺著閱讀這本書，應該理解起來也很容易。

然而，用中醫基礎理論解釋時，不要太深入會比較好。「補胃氣補津液」或「消虛火」，雖然我是這麼說，但氣啊火啊的，我也不確定究竟能說到怎麼樣的程度，這一切真的只能靠在臨床時實際親身體會。我認為，中醫基礎理論充其量只是個理論，只是用來理解臨床的捷徑。光是讀本書並不會把歌唱好，漢方的臨床也是。

**第26條**　**若舌白如粉而滑，四邊色紫絳者，溫疫病初入膜原，未歸胃腑。急急透解，莫待傳陷而入，為險惡之病，且見此舌者，病必見凶，須要小心。**

（意譯）

如果舌苔白，看起來像是抹了粉卻顯得平滑，舌頭邊緣呈現紫色或深紅色，表示溫病中最強瘟疫的病邪剛進入膜原，也就是橫膈膜附近，尚未到達胃的腑。

此時，應該要即刻打開膜原，把病邪引出體外。因為熱會傳遍也會內陷，所以千萬不可大意，否則會演變成重病。當出現這樣的舌證，表示凶症，要仔細留意。

這一條條文是關於舌的最後一條。

舌苔白滑是指體內有濕。舌頭上有一層像是抹了粉的髒汙蓋住了舌苔，因此幾乎看不到舌頭原本的顏色。或許可以從舌頭邊緣看到一些顏色，但卻是紫色或是絳色，由此可以判斷是體內有熱，而且是強烈的熱邪。

也就是，本條所描述的病態是病人體內有濕濁，而這濕濁將熱封閉於身體內部。條文裡說，這個熱邪很強烈，剛從口鼻一下子就到達膜原，也就是橫膈膜附近，這正是半表半裏的部位（參考《傷寒論》的少陽病部分條文）。此時，如果疏忽或是應對太慢，強烈的熱邪會趁勢往裏侵入，因此，此時務必要迅速施予治療。

由於體內有濕濁擋住熱的外側，妨礙熱邪往外走，所以治療時，第一要務就是把這個妨礙者驅退到身體的脇肋邊，或是消除，然後打開膜原，將邪從內部引出，進而排出體外，這正是名為「開達膜原」的治療方法。治療處方就如同字面上所說，叫做「達原飲」（吳有可《瘟疫論》）。

達原飲是由檳榔、厚朴、草果仁、知母、白芍、黃芩、甘草等所組成的處方，但曾經有支持《傷寒論》的傷寒論派認為，其實這種病態只要用小柴胡湯治療就足夠，《瘟疫論》裡的這個處方有點小題大作，並曾經為此論爭過。我自己屬於中間派，我覺得可以用小柴胡湯＋半夏厚朴湯（柴朴湯）來加以治療。

**第27條　凡斑疹初見，須用紙撚照見胸背兩脇，點大而在皮膚之上者為斑，或雲頭隱隱，或瑣碎小粒者為疹。又宜見而不宜見多，按方書謂斑色紅者屬胃熱，紫者熱極，黑者胃爛，然亦必看外證所合，方可斷之。**

（意譯）

如果看到病人身上有斑疹，可以將紙揉捻後點火，照照胸、背部、兩脇側加以觀察。如果是大班點且在皮膚上者稱為斑。如雲朵般朦朦地看不清楚，或是細小粒狀者稱為疹。另外，看得見的斑疹是沒問題的，但看不見的斑疹就要小心。斑疹數量少也沒問題，但數量多就要小心。

醫書中寫道，如果斑疹是紅色就是有胃熱，紫色則表示體內非常熱，如果斑疹是黑色，則表示胃下垂。但除了看斑疹，也要診療外症，下判斷時要用這兩種結果一起來進行。

從第27條到第30條條文，會開始提到皮膚發疹。

將紙捻成細長狀者稱為紙撚，這種細長狀的紙撚可以用來做角膜反射的測試工具，也可以代替廔管來幫助引流傷口的組織液，相當方便。另外，在日本七夕的時候，會在竹枝竹葉上垂掛許願吊飾，紙撚是用來綁吊飾的。而在本條條文中，紙撚則是用來代替蠟燭，使用時在一端點火，照亮胸、背、兩脇側用。現在，不需要使用紙撚，只要使用小手電筒就可以。但在這之前，要先在自然光下觀察病人的狀態，這是最基本的。

漢方醫學把斑疹視為身體將內部熱毒排出體表的狀態，如果眼睛看得出來，也就是排到了體表外，就還好。但是，就如同人世間的惡事一般，能被看見的都好解決。即使如此，如果皮膚表面出現許多斑疹，就表示體內仍舊有這麼多不應該存在的熱邪。

先不管現代皮膚科學上如何區別斑、疹。在溫病中，就如同條文中所說的，斑比疹大，且斑的顏色很容易辨別，所以能用顏色來診斷。之後我們再來談這個部分。

《溫熱論》中提到，從斑的顏色就能了解熱邪的性質，但是不能死背書，企圖只用斑的顏色做臨床上的診療判斷，必須查看病人的其他狀況，尤其要好好地望診、用問診仔細聆聽病人的陳述，這裡要強調的是，務必要用四診來診療病人。我認為這是理所當然的，絕對不能只看斑就下診斷。現在我邊寫這些文字，也一邊鄭重地提醒自己。

我們平常也會察看病人舌頭的顏色，但因為我們不是皮膚科醫師，所以會疏忽病人皮疹的顏色。但是在診療溫病時，病人舌頭的顏色與皮膚的狀況、顏色同等重要。希望各位務必要牢記這個觀念。

**第28條**　然而春夏之間，濕病俱發疹為甚，且其色要辨。如淡紅色，四肢清，口不甚渴，脈不洪數，非虛斑即陰斑。或胸微見數點，面赤足冷，或下利清穀，此陰盛格陽於上而見，當溫之。

（意譯）

然而春到夏之間，濕病也會讓病人發疹，因為狀況嚴重，所以必須分別疹子的顏色。如果疹子是淡紅色的，且不是發在四肢，病人沒那麼口渴，脈象也不是洪數，就不是虛斑而是陰斑。

如果是在胸前出現數個小斑點，病人臉紅且腳會發冷，或是下痢且排泄物有未消化物時就屬陰，但因為體內有旺盛的陽將其推出，所以斑會出現在身體的上部。此時應該要溫暖身體。

溫病可以從身體上斑疹的出現得知，但並不是只有溫病會有斑疹。從春到夏這段期間所引起的濕病，發疹狀況也相當嚴重。

再加上葉天士所居住的區域是現在中國蘇州市，屬於高溫多濕的氣候，因此因濕所引起的「濕病」很多。

我想要等大致說完溫病後，再專心談濕病，所以這裡先不說。

「如淡紅色，四肢清，口不甚渴，脈不洪數」這類症狀，不會讓人感覺到是熱邪（陽邪）的狀態，反倒像是濕邪（陰邪）所導致的結果。之所以不是虛斑而像是陰斑，是在說明並不是因為熱的衰退而引發「虛寒」所引起的斑，而是由於濕邪的實邪所引起。

與此不同的是，當病人「胸微見數點，面赤足冷，或下利清穀」，屬於陰邪的濕邪盤據腹部之中，腹部因為水而冷卻，造成病人下痢，但由於熱都集中在身體上部，因此症狀都集中在胸部與臉部。此時，陰在內部很旺盛，陽被隔絕在外側，這種狀態也稱為「真寒假熱」，這是我們一般常會聽到的。

但是不論是何者，陽衰退，陰並不會相對地旺盛，因為陰邪會一股腦地開始攻擊。然而，無論要如何治療，都絕對要記得溫暖身體。這則條文在提醒醫師，千萬不能被身體上部的熱所迷惑。

**第29條**　若斑色紫小點者，心包熱也。點大而紫，胃中熱也，黑斑而光亮者，熱勝毒盛，雖屬不治，若其人氣血充者，或依法治之，尚可救。若黑而晦者，必死。若黑而隱隱、四旁赤色、火鬱內伏、大用清涼透發，間有轉紅成可救者。若夾斑帶疹，皆是邪之不一，各隨其部而泄。然斑屬血者恆多，疹屬氣者不少。斑疹皆是邪氣外露之象，發出宜神情清爽，為外解裏和之意。如斑疹出而昏者，正不勝邪，內陷為患，或胃津內涸之故。

（意譯）

如果斑的顏色是紫色而且是小點，屬於心包的熱。如果斑點大且顏色為紫，表示胃中熱。斑點為黑色且發亮，表示是熱毒強勢且旺盛的狀態，雖然屬於不治之症，但如果能為病人充實氣血，就能靠適當的治療救病人一命。

相反地，如果是黑斑且顏色暗沉，則病人必死。

如果是黑斑卻模糊，且斑的四周是紅色時，由於有火鬱在體內，只要用大量的清涼藥，使熱能透出體表，就能順利排出熱，斑的顏色也會變成紅色，有時能因此救病人一命。

如果斑與疹同時發出，表示邪不只一種，此時只要一一給予適當的治療，就能把熱邪排出體外。

雖說如此，一般斑大多屬於血分的熱，而疹則多屬於氣分的熱。

無論是斑或疹，全都是由於邪氣外露所引起的現象，因此，發疹或長斑的同時，若病人意識清楚、心情愉快，就能知道，此時病邪已經排出體外，或是在裏和解掉了。

然而，若是病人出現斑疹的同時，意識已經昏迷，就表示正氣輸給邪氣，病邪已經內陷到體內，或是胃的津液變得乾涸所造成的結果。

本條條文仔細說明了紫斑與黑斑。

當黑斑出現，表示病人已經處於相當嚴重的狀況。此時，熱邪在體內非常旺盛。即使如此，病是否能治癒，關乎於病人的正氣與邪氣相爭結果而定，如果正氣戰勝，病當然能治好。而且條文中特別強調，如果治病時能給予病人即刻且妥切的治療，就能治好病。然而，如果病人已經出現黯沉的黑斑時，就回天乏術了。

因為「黑而隱隱、四旁赤色、火鬱內伏」而大量用清涼藥。如此一來，如果熱邪能充分從頭到腳透出體外，也能從深處浮出到淺層來，則斑的顏色就會跟著變紅，所以可以從斑的顏色得知病人的體內狀況。

通常斑與疹是分開來出現，但有時會一起發出來，此時就表示，病邪並不單只有一種，當然也不能只用單一種治療方法來治療。在現代醫療現場中，常見醫師只用一種病毒或是一種細菌，甚或是用一種患病結構來對病人說明其症狀，我認為，身為醫師，更應該要仔細看清楚現象才是。因為正確答案不會只有一個，就像犯人也不可能只有一個。

另外，關於斑與疹的重症程度差別，正如第27條所說，斑大疹小，從這裡就可以推測出，斑是重症，而疹是輕症。條文中所寫「斑屬血者恆多，疹屬氣者不少」，正是在說斑是血分的熱，所以比較重，而疹是氣分的熱，所以比較輕。

不論是斑或是疹，都表示邪氣外露於體表所產生的現象，所以可以將其視為人體所擁有的一種治療機轉。如果病人的意識清明，表示是正氣戰勝邪氣的結果，就有機會治癒。但如果病人持續意識昏迷，正氣明顯敗給了病邪，此時，熱邪往體內陷入，或是因為熱邪造成胃的津液乾涸，使得身體因為熱，心液（也就是心陰）流失，心陽也正在暴脫（虛脫），這當然正是有生命危險的狀態。

**第30條　再有一種白㾦，小粒如水晶色者，此濕熱傷肺，邪雖出而氣液枯也。必得甘藥補之。或未至久延，傷及氣液，乃濕鬱衛分，汗出不徹之故，當理氣分之邪。或白如枯骨者多凶，為氣液竭也。**

（意譯）

另外，有一種稱為白㾦的皮疹，白㾦的樣子是如水晶狀的透明小顆粒，一般會出現在因為濕熱而損傷肺時。此時，邪氣雖然想跑出體外，卻因為氣、津液減少而出現白㾦。

治療時，必須用甘藥來補充氣與津液。

即使在濕熱尚未演變成慢性化的階段，體內的氣與津液其實已經開始有所損傷了。也就是說，白㾦的出現正是因為身體無法發汗，導致濕鬱積於衛分所引起，此時，邪就在衛分下層的氣分裡，而排除氣分的邪的方法就是正攻法。

如果白瘖的顏色是像白骨一樣白透色，表示濕熱對於氣與津液的損傷很嚴重，體內的氣與津液已經消耗殆盡，大多數情況是病人已經處於危險狀態。

白瘖經常會出現在胸部、腹部到背部這些部位。有許多中醫書都會寫道，由於皮膚的角質層下方有汗水滯留，所以病變還未到達真皮層，弄破白瘖，裡面的汗流出後就會消失，但究竟是怎麼一回事呢？首先，我試著多方查詢「瘖」這個字，結果好像是指現代皮膚科所說的水晶樣汗疹（如果錯了請給予指正）。

假設就是水晶樣汗疹，在溫病學裡的白瘖是指體內的濕熱在氣分，而氣與津液受損傷。如果白瘖的顏色是透明且乾淨狀態，表示預後良好，但如果顏色是枯骨顏色且髒汙時，則表示預後不良。但現在已經很難見到後者。

至此，我用皮疹來敘述了望診的一部分。

大多數老師在教到四診時，都會強調望診為先。望診時，首先要大略掌握病人的狀態、病邪的強弱，但我認為光是這樣就已經很詳細。稍微思考一下，所謂的舌診也是詳細的望診，診療病人時絕對不能瞄一下就算做完望診。

下一條條文開始會敘述到牙齒的望診。透過這些條文，各位將能再多了解溫病一些。

**第31條**　再溫熱之病，看舌之後，亦須驗齒。齒為腎之餘，齦為胃之絡。熱邪不燥胃津，必耗腎液，且二經之血皆走其地，病深動血，結瓣於上。陽血者色必紫，紫如乾漆。陰血者色必黃，黃如醬瓣。陽血若見，安胃為主。陰血若見，救腎為要。然豆瓣色者多險，若證還不逆者，尚可治，否則難治矣。何以故耶。蓋陰下竭，陽上厥也。

（意譯）

溫熱病，在看舌診之後，必定要觀察牙齒。因為牙齒是腎的多餘物，齒齦肉是胃經絡經過之處。

熱邪會致使胃津乾燥，但如果不這樣，必然會損耗腎的津液。而胃與腎二經的血脈會經過牙齒與齒齦，所以如果病邪跑到身體深處，熱邪就會驅動血，然後在齒齦間形成花瓣樣的出血性硬塊。

如果是陽血，也就是胃陽盛所造成的動血結果，則齒齦顏色必然是紫色，就是乾掉油漆的顏色。如果是陰血，也就是腎陰虛所造成的動血結果，則齒齦顏色必定是黃色，像是味噌的顏色。

如果是陽血，則主要治療法是安定胃。

如果是陰血，則最重要的是救腎。然而，如果硬結如豆子般的顏色時，則多數狀況會變得很嚴峻，但只要不是逆證就還有救治的機會，不然將很難救治。
原因在於，陰在下方，陽在上方，各自會耗盡。

從這一條條文到第34條為止，也就是接下來的守備範圍是「驗齒」，我會把內容都鎖定在診察牙齒上。然而，這不全然是口腔內的問題，而是關乎全身上下的問題。

所謂的「齒為腎之餘」，我想是把一般常聽到的有「腎主骨生髓」「齒為骨之餘（骨餘）」加以濃縮的結果。「腎主骨」是指，腎臟在骨代謝上負責極重要的功能，這是現代醫學的常識。而「生髓」則可能是指骨髓，但是我覺得是指更重要的腦。在中醫裡，腦的別名是「髓海」，填滿著腎所生的髓。隨著年齡漸長，腎開始虛弱，人開始老化，腦的功能也逐漸變得奇怪，這樣的一個演變過程，各位應該很容易接受。

然而，由於齒是腎之「餘」，因此是指當腎的本身受到滿足後，才有可能產生多餘，所以一旦人變得腎虛，最一開始會失去的就是牙齒。年紀大的人掉牙齒，或是營養不良的孩子牙齒變成味噌色（近來已經不常看見），就是腎虛的表現。也就是說，看人的牙齒就能窺知腎的狀態。

齒齦（也就是牙齦）有陽明胃經跟陽明大腸經（的支脈）經過。關於這部分，《黃帝內經・靈樞》也曾提及，在針灸上這屬於常識。「齦為胃之絡」是專門在說胃經的事。而且這是早於溫病的問題，先暫且不談。總的來說，齒齦與胃、大腸有關，只要查看病人齒齦就會知道胃腸的狀態。

我不是很理解「結辯於上」的意思，所以只約略翻譯，但應該沒有差太多。我是個螞蟻人，很喜歡吃甜食，總是不小心就吃太多。通常隔天，我的牙齒跟牙齒間齒肉最高的地方，也就是放入齒間刷的那個部位，會出現突起的硬塊，刷牙時很痛，令我很困擾。我想，這個突起的硬塊就是條文中所寫的「瓣」，吃得過多後，因為胃熱而動起來的血在這裡結成了塊。

然後，這則條文中提到了黃醬這種調味料。所謂的醬，就是諸如豆瓣醬、甜麵醬、韓式辣醬、泰式辣醬等味噌或醬油之類的醬料，通常是將穀物或海鮮類等食物經發酵製成。黃醬是用大豆發酵所做成的調味料，再在其中加入香辛料或鹽巴等調味後所製成的各種醬。如果齒齦的顏色類似於這種醬的顏色，就是因為腎陰虛所引起，預後非常不看好。

「陰下竭、陽上厥」是一句對句，雖然「竭」「厥」兩個字不同，但意思同為「用盡」，像這樣不使用同一個漢字描述的習慣，肯定是中國古文的優美表現，並非醫學上意義使然。

**第32條**　**齒若光燥如石者，胃熱甚也。若無汗惡寒，衛偏勝也，辛涼泄衛，透汗為要。若如枯骨色者，腎液枯也，為難治。若上半截潤，水不上承，心火上炎也，急急清心救水，俟枯處轉潤為妥。**

（意譯）

牙齒很光澤卻乾燥，且如石頭一般時，表示胃熱極甚。

如果病人的牙齒如此，且無汗又惡寒時，表示熱邪聚積於衛，且屬於偏勝的狀態，此時應該要使用辛涼的藥來排出衛的邪氣，因此必須讓病人流汗以利熱邪隨汗水排出體外。

萬一病人的牙齒光澤是像枯骨的顏色，表示腎的津液枯竭，此時很難救治。

如果病人的牙齒只有上半部濕潤，下半部乾燥時，則表示腎水無法往上滋潤，屬心火上衝的狀態。此時，要立刻清心火，幫助腎水往上滋潤，等待原本的枯竭狀態回復滋潤狀態。

這則條文真的很認真在觀察牙齒狀況，真令人感動。感覺上好像能寫的狀況都寫完了，大致上，牙齒如果是滋潤的會比較好。如果人健康，牙齒絕對不會乾燥。而本條條文就是在徹底說明牙齒乾燥時的狀況。

「齒若光燥如石者」這一句寫出了胃熱與熱邪襲表這兩種情況。前者的衛分證需要給予辛涼解表藥，後者的氣分證則沒有給任何用藥指示，當然應該是要給予病人清胃熱的藥。

來看看「若如枯骨色者」這一句所寫，總是會令我聯想到「一將功成萬骨枯」，意思是，現在你所有的地位是奠基於數不盡的死屍上，千萬不可遺忘，更不能胡作非為。但我不記得自己有見過枯骨，對了，前幾條條文寫到的「白痞」（第30條）就是那個。當身體的氣與津液都耗盡後的色調，預後非常非常糟糕。無論是白痞或是枯骨，概念都是一樣的，只要好好理解就好，不太需要一一牢記。

那麼，本條條文中只寫著「若上半截潤」，那下半是如何呢?當然，會成為對句，也就是「下半截燥」。牙齒的上半，也就是前端部分是潤胃，下半也就是靠近齒根的部分則是潤腎。所以，上半截潤而下半截燥就如同本條條文最初所寫的那樣，牙齒前端部分是健康狀態，而根部部分是疾病狀態，表示腎沒有提供足夠的水。此時，心腎不交，而且心火很大，則滋陰降火（瀉心火＋補腎陰）就是王道。

關於牙齒乾燥這件事，除了病人本身唾液不足，其他還有病人常張開嘴巴的習慣。病人若很常張著嘴呼吸，此時，即使牙根部分是濕潤的，牙齒尖端部分也會是乾燥的。或者，牙齒外側是乾燥的，而內側是濕潤的。我們又該如何看待這些情況呢?

**第33條**　**若咬牙嚙齒者，濕熱化風、痙病，但咬牙者，胃熱氣走其絡也。若咬牙而脈證皆衰者，胃虛無穀以內榮，亦咬牙也。何以故耶。虛則喜實也。舌本不縮而硬，而牙關咬定難開者，此非風痰阻絡，即欲作痙證，用酸物擦之即開，木來泄土故也。**

（意譯）

當病人緊咬著牙根，表示濕熱已經化風，演變成痙病了。

但是如果病人只是咬牙齒，表示胃熱已經傳到該經絡（陽明胃經）的齒齦上。

如果病人有咬牙切齒的症狀，而且脈象越來越衰弱，則表示因胃虛而造成吃下的穀物無法成為身體的養分，養分無法送達筋，才出現咬牙切齒的狀態。之所以會造成這樣的結果，起因於當病人感到有某些不足，身體會試圖想要加以滿足所引起。

當病人的舌根不緊縮卻硬，咬緊卻難以開口，表示並不是起因於風痰阻滯經絡，而是正要變成痙症。此時，要用酸味的藥擦齒齦，讓牙關得以打開。如同五行學說裡所說的「木可以疏泄土」。

本條條文雖然也是觀察牙齒狀態，但除去牙齒本身的顏色與乾濕狀況，提到了咬緊牙關是確實存在的病態。而這樣的病態與其說是牙齒狀態，倒不如說是上下顎骨的狀態。在本條條文中則以「痙病」稱之。

所謂的痙病是指發熱性疾患的一種，通常會伴隨痙攣。另外還有以下這些症狀：頸部僵直、嘴巴緊閉而打不開（牙關緊閉）、身體反折如弓狀（後弓反張）等。破傷風就是有名的例子。

痙病的病機是因為外感六淫而造成熱盛，①因此引起肝風內動，導致痙攣、②因為熱盛引起強烈的陰虛，使得肌肉失去養分而產生痙攣。

在英文中，tooth 都是指「牙」「齒」，而 bite 都是指「咬」「齧」，但是咬牙齧齒時才稱為痙病，光只有咬牙，則只是「胃熱氣走其絡」，並不算是痙病。所以判斷重點在於病人有沒有咬牙齧齒的症狀，而這是由於濕熱風化所引起的痙病，是會讓上下顎震動的咬緊牙關狀態。這個才算是重症。

一般的「咬牙」是動物性的，「齧齒」才是人性的。尤其是後者具有咬緊牙關的意思，當人懊惱邊罵著「渾帳」「該死」，經常會表現出雙手緊握、忿忿不平的精神狀態，但這條文裡所說的，並不是一般人的表現狀態。

「虛則喜實也」也是人之常情，就像是人在缺錢時會希望有厚厚一疊鈔票塞滿錢包；肚子餓時，希望有食物可以吃飽一樣。人空虛時就想要充實，這是非常自然的。

這條條文清楚寫出痙證與風痰阻絡的鑑別要點。風痰阻絡是「痰證」之一，由於各種原因造成津液被耗而形成痰，這個痰阻礙肝經巡行時的狀態就是痰證，臨床上常見的是腦中風等中樞神經異常狀態。然而，痙證則是運動神經（末梢神經）的問題。痙證與風痰阻絡的差別要點是「舌本不縮而硬」，也就是「並不是舌繫帶攣縮」。而在現代醫學上，「舌本縮（舌本攣縮）」是漸進延髓麻痺（Progressive bulbar palsy），也就是延髓異常。

想要治療因為痙證而無法張口的狀態時，要用酸的生藥擦齒齦，因為酸味入肝，酸性藥能使肝變得柔軟，達到讓病人能張口的效果。芍藥之所以對痙證很有效，原因應該就在此。

**第34條** 若齒垢如灰糕樣者，胃氣無權，津亡濕濁用事，多死。而初病齒縫流清血，痛者，胃火衝激也。不痛者，龍火內燔也。齒焦無垢者，死。齒焦有垢者，腎熱胃劫也，當微下之，或玉女煎清胃救腎可也。

（意譯）

當病人的齒垢如灰色的糕餅，表示胃氣無力。這不只意味著津液亡失，而是體內還有濕濁存在，這種情況下，病人多數會死亡。

濕病初期，病人齒齦出血且疼痛時，表示胃火非常大。

萬一病人齒齦出血卻不感到疼痛，則表示腎陰虛所引起的虛火在體內正燃燒旺盛。

如果病人的牙齒像是燒焦般的黑色卻不見齒垢，表示體內津液全數消失，此時病人會死亡。

若是病人的牙齒像是燒焦般的黑色卻有齒垢，表示腎陰虛所引起的虛火正在侵犯胃。此時可以讓病人輕微瀉下，或是用玉女煎來清胃熱以救腎。

這次是觀察齒垢。

所謂的「糕」是指像沖繩名產「金楚糕」的那種「糕」，那是一種由麵粉、豬油跟砂糖所做出的甜點，整個糕點散發出豬油香，非常美味。雖然很像餅乾，卻又不一樣。糕沒有用蛋來當作黏結劑，所以吃的時候，就連大人都會散落一地（我自己）。如果牙齒上有這種粉狀齒垢，表示體內的津液已經處於枯竭狀態。此時如果齒垢的顏色是灰色，就表示體內沒有正氣。一旦沒有正氣，疾病的預後就不可能會好。

另外，齒齦出血分有痛性與無痛性兩種。有痛性的齒齦出血表示體內的邪氣很充實，也就是嚴重胃熱的胃火；而無痛性的齒齦出血則應該是氣虛，然而因為是出血，所以確實是有熱在血裡。身體一旦變成陰虛，就無法冷卻熱。

所謂的龍火是指腎火（腎陽）。龍是用來比喻平常潛藏於水（腎陰）中的龍，而條文裡是形容如龍般衝出水面的樣貌。

我個人很喜歡的處方之一是玉女煎。玉女煎是由石膏、熟地黃、麥門冬、知母、牛膝等生藥所組成，具有清胃熱與滋陰的作用，能治療陰虛胃熱。治療時可以使用這個處方，也可以選擇能讓胃熱輕微瀉下的處方，而瀉下可以選擇芒硝之類的生藥。

第35條　再婦人病溫與男子同，但多胎前產後，以及經水適來適斷。大凡胎前病，古人皆以四物加減用之，謂護胎為要，恐來害妊。如熱極，用井底泥，藍布浸冷，覆蓋腹上等，皆是保護之意，但亦要看其邪之可解處。用血膩之藥不靈，又當省察，不可認板法。然須步步保護胎元，恐損正邪陷也。

（意譯）

當女性罹患溫病，病程跟處置法與男性相同，唯一要特別留意的是產前產後、月經開始與終了時所罹患的溫病。

如果是妊娠中得溫病，古時候的醫師會使用四物湯加減，雖然醫師用藥時都會強調保護胎兒最重要，但還是有可能會傷到胎兒。

如果熱很嚴重，要取井底的泥巴來塗抹腹部，然後再在上面覆蓋泡過冷水的藍布降溫，這一切做法都是以保護胎兒為優先。但是，還是需要仔細診察病人全身，以找出濕熱邪的所在並將其處理掉。

用四物湯加減給予病人膩性的補藥也無法產生效果時，必須要仔細斟酌，絕對不能先入為主地認為有所謂的標準治療法，侷限在這個想法中。

> 總之，治療時務必要全心以保護胎兒為優先，絕對不能損及病人的正氣，使得溫熱邪往體內陷入。

這一條條文主要在講述溫病與懷孕生產或月經有關連時的治療法。

首先，本條條文提及了孕婦。

最一開始，溫病沒有男女區別，但是在本條條文中特別指出，孕婦是需要特別應對的情況。

這則條文想要強調的是，四物湯加減，也就是現今常以「具有安胎作用」為理由而給妊娠中孕婦服用的當歸芍藥散，雖然可以對應「妊娠中的各種病症」，但是使用時還是務必要再三斟酌。四物湯等的補血藥之中，膩性高的生藥多，由於黏黏膩膩，容易引起腸胃的不適。其他還有如這裡所舉例的，若體內熱邪沒有發散就使用補血藥，反而會造成熱邪被拉往身體更深處，所以使用補血藥要非常小心。當熱邪內攻，胎兒遭受威脅，孕婦的身體表面會開始感到發冷，此時就表示治療失敗，熱邪反而更逼近胎兒，使得胎兒暴露在危險之中。這裡要說的正是，當我們以為自己在保護胎兒時，有時可能反而害了胎兒。

一知半解反而會帶來災害。有時候，胡亂服膺「孕婦應該用四物湯加減」這種奇怪的準則，可能就會出人意料地造成傷害，所以無論病人是男性或是孕婦，都必須認真辯證後才著手治療，這麼一來，才有可能兩全其美地治療孕婦也救到胎兒。

然而，平常就不能用在孕婦身上的生藥及處方真的應該要慎重，因為那些生藥及處方會大大提升造成流產、早產或胎兒畸形的危險性，有時也會導致妊娠高血壓或水腫。除了現代西藥需要小心使用，漢方藥也要謹慎注意。畢竟現在這個時代跟葉天士的時代已經大不相同。

**第36條** 至於產後之法，按方書謂慎用苦寒，恐傷其已亡之陰也。然亦要辨其邪，能從上中解者，稍從證用之，亦無妨也。不過勿犯下焦，且屬虛體，當如虛怯人病邪而治。總之無犯實實虛虛之禁。況產後當氣血沸騰之候，最多空竇。邪勢必乘虛內陷，虛處受邪，為難治也。

（意譯）

關於產後的處方，在許多醫書上都寫道「要謹慎使用苦寒藥」。生產本身已經會讓陰變得衰弱，此時使用苦寒藥可能會造成更多損傷。

然而，跟前一條條文一樣，這裡要強調的是，醫師在看診時一定要認真查看病邪所在。即使有「要謹慎使用苦寒藥」的守則，如果病邪在上焦或中焦等可以使用苦寒藥消去熱邪的部位時，並沒有禁止依據病證需要，少量使用苦寒藥來治療。

然而，就算不使用過多苦寒藥，也不保證下焦不會產生不適感。舉例來說，當虛勞的人罹患溫病，治療上一定要慎重。

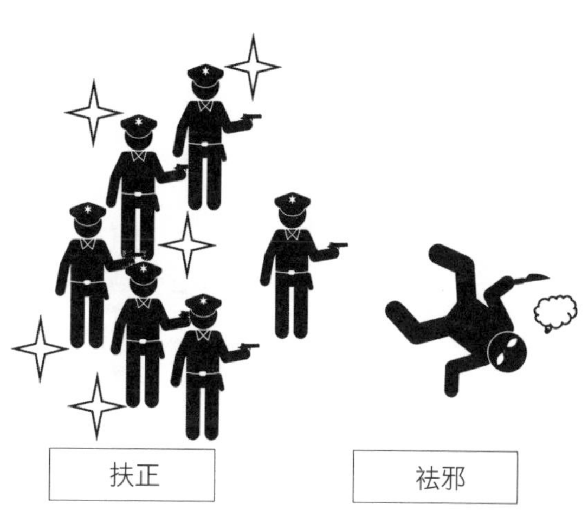


總之，絕對不可觸犯這項禁止條例：「絕對不可在病人有實證時補，絕對不可在病人虛證時瀉」。

毫無疑問地，產後是女性因生產而氣血沸騰後的時期，正是氣血最為空虛的狀態。此時，病邪必定趁虛往體內攻入，然後往虛的地方去，如果變成這樣的狀態，疾病就難治了。

這則條文是要說明，產後婦女的溫病治療方針。

本條條文與前一條條文相同，就是要大家按照理所當然的準則來治療。

生產是一件需要耗費大量能量的大事。產後是指生產後的狀態，此時，在氣血用盡後，孕婦本身的狀態非常虛弱，尤其容易罹患溫病，因為病邪總會在正氣最弱的時候趁虛而入。當然，罹患傷寒也是同樣原因，但因為我們在談論的是《溫熱論》，所以就專注說明溫病。

前一條條文提到，絕對不可把「保護胎兒用四物湯加減」這個「常識」當作金科玉律，本條條文則是挑戰「產後絕對不可使用苦寒藥」。接觸病人時，一定要仔細確實地診療病人的狀態，絕對不是依循「非得如何不可」的準則，應該要找出當下該使用的藥來使用。

看到條文這麼寫，肯定有些笨蛋醫師會握拳說：「好，就這麼做！」然後不管不顧地胡亂使用苦寒藥，所以條文裡接著又寫：「雖然可以使用苦寒藥，但請務必慎重小心地使用」。我的翻譯文看來似乎有些嘮叨，但原文本身其實也相當嘮叨。

另外，治療的原則是扶正祛邪，像是往火裡加油的「以實治實」，或是向貧困民眾追加稅金的「以虛治虛」是絕對不可行的。

**第37條**　如經水適來適斷，邪將陷血室。少陽傷寒，言之詳悉，不必多贅。但數動與正傷寒不同，仲景立小柴胡湯，提出所陷熱邪，參、棗扶胃氣，以衝脈隸屬陽明也。此與虛者為合治。若熱邪陷入，與血相結者，當從陶氏小柴胡湯去參、棗，加生地、桃仁、楂肉、丹皮或犀角等。若本經血結自甚，必少腹滿痛，輕者刺期門，重者小柴胡湯去甘藥，加延胡、歸尾、桃仁，挾寒加肉桂心，氣滯者加香附、陳皮、枳殼等。然熱陷血室之證，多有譫語如狂之象，防是陽明胃實，當辨之。血結者身體必重，非若陽明之輕旋便捷者。何以故耶。陰主重濁，絡脈被阻，側旁氣痹，連胸背皆拘束不遂，故去邪通絡，正合其病。往往延久，上逆心包，胸中痛，即陶氏所謂血結胸也。王海藏出一桂枝紅花湯加海蛤、桃仁，原為表裏上下一齊盡解之理，看此方大有巧手，故錄出以備學者之用。

〔意譯〕

月經開始或是月經結束時，對於溫熱邪來說，是侵入子宮的絕佳機會，也是容易罹患溫病的時期。關於這些時段的情況，《傷寒論》少陽病篇的每一項已經清楚敘述了，在這裡就省略不談。

然而，溫病與傷寒不同。在傷寒中，仲景以小柴胡湯將陷入體內的熱邪往上拔出，用人參跟大棗扶正胃氣，這部分是衝脈，屬於陽明經。對於虛症的病人，給予小柴胡湯是合證的治療方法。

然而，在溫病中卻不是這個邏輯。

當熱邪陷入體內與血結合產生瘀血，應該要用陶氏的小柴胡湯去人參大棗加生地黃桃仁山楂肉牡丹皮（或是用犀角取代牡丹皮）。

當溫熱邪與血在肝經強烈結合，病人少腹會有脹滿感且疼痛。症狀輕微時，在期門下針以瀉溫熱邪；症狀嚴重時，則給病人小柴胡湯去人參、大棗、甘草加胡延索、當歸尾、桃仁來活血止痛。溫熱邪與寒共存時，要再加入肉桂心來溫經散寒，氣滯時，則要再加香附子、陳皮、枳殼來理氣。

熱入血室時（熱陷血室證），多數病人會出現狂躁譫語的症狀。這時症狀會跟陽明胃實證很類似，必須小心判別。

熱邪與血結合時，病人身體必然會有沉重感。陽明胃實證時，病人仍感覺身體輕盈，活動自如，這是兩者的不同點。為何會如此呢？

由於陰血是重濁之物，當陰血與熱結合成為瘀血而阻滯絡脈，胸脇與少腹的氣的流動受到阻礙，造成胸背肌肉的緊縮，病人因此半身不遂。此時，「去邪通絡」就是最適合這個病證的治療方法。然而，一旦病人變成這樣的狀態，往往會變成慢性化，氣上逆心包，所以就出現胸中疼痛。這就正是陶氏所說的血結胸。

王海藏對此提出的處方是桂枝紅花湯加海蛤桃仁。原本這個處方就是打算一次治療好表裏上焦下焦，是個各種生藥調配非常巧妙的處方，而且很方便學習者學習，所以寫在這裡。

這次這則條文提到了月經開始與月經結束時的溫病。月經開始或結束時，如果運氣不好，遇上了溫熱邪，多數人都會罹患溫病。

提到「經水適來」「經水適斷」「邪陷血室」「少陽傷寒」等，就自然會聯想到《傷寒論》小柴胡湯相關記載的絕對是漢方讀書人。與上述關鍵字相仿的是宋本《傷寒論》的這則條文。我在前一部的《傷寒論》中並未提及（因為康治本裡沒有這一條），因此在這裡提出來討論。

**宋本第143條　婦人中風，發熱惡寒，經水適來，得之七八日，熱除而脈遲、身涼、胸脇下滿、如結胸狀、譫語者，此為熱入血室也。當刺期門，隨其實而取之。**

**宋本第144條　婦人中風，七八日，續得寒熱，發作有時，經水適斷者，此為熱入血室。其血必結，故使如瘧狀，發作有時，小柴胡湯主之。**

宋本《傷寒論》中，這兩條條文就是在敘述女性罹患傷寒（中風）時，剛好是月經開始或是剛好月經結束時。在《傷寒論》中是稱為「熱入血室」，而在《溫熱論》中則是「邪陷血室」，兩者在臨床上的意思大致相同。然而，最初所受的病邪不同，《傷寒論》是屬於寒邪，而《溫熱論》是屬於熱邪。在《傷寒論》中，寒邪因為與正氣對抗而熱化，因此跑進身體內部；而在《溫熱論》中，則是熱邪直搗黃龍地侵入體內。

接著回到《溫熱論》。溫病與傷寒同樣是在病症輕微時在期門穴下針，病症嚴重時則給予小柴胡湯，兩者都是用瀉法來治療。期門穴是足厥陰肝經的穴，也是肝經的募穴，而且也是腹診時，針對胸脇苦滿時需要按壓的穴位。因此，所謂的「本經」也就是指肝經。

小柴胡湯是和解少陽的處方，處方中的柴胡、黃芩具有清熱作用，因此算是瀉法之一。以小柴胡湯來看，所謂的「甘藥」，具體來說是指人參、甘草、大棗，這些藥能益胃，對胃是好的，但是甘藥會減緩祛邪的效力。所以要拿掉小柴胡湯中所有甘藥，再追加上延胡索、當歸尾、桃仁等活血化瘀的生藥，把已經與血相結合的熱邪推出體外。這一點從小柴胡湯（柴胡、黃芩、半夏、生薑、人參、大棗、甘草）變化為大柴胡湯（柴胡、黃芩、半夏、生薑、枳實、大棗、大黃、芍藥）的生藥構成內容可以看出。事實上，這樣的情況應該也可以使用大柴胡湯。「熱陷血室→譫語如狂之象」在宋本《傷寒論》中是這麼寫的，

宋本第145條　婦人傷寒、發熱、經水適來，晝日明了，暮則譫語，如見鬼狀者，此為熱入血室，無犯胃氣，及上二焦，必自癒。

宋本第106條　太陽病不解，熱結膀胱，其人如狂，血自下，下者癒。其外不解者，尚未可攻，當先解其外。外解已，但少腹急結者，乃可攻之，宜桃核承氣湯。

如同條文中所解釋的，我們可以很清楚知道，果然還是用桃核承氣湯這個活血化瘀劑來解決。只不過，「譫語」且「狂」的狀態，在宋本《傷寒論》裡也出現過幾個，比方說：

**宋本第217條　汗出、譫語者，以有燥屎在胃中，此為風也。須下者，過經乃可下之。下之若早，語言必亂，以表虛裏實故也。下之愈，宜大承氣湯。**

像這樣，陽明病中也看得到類似現象，必須要好好分辨清楚。而鑑別重點就在於，若是陽明病，病人可以「輕旋便捷」地活動身體，而若是「血結者」，則是「身體必重」。因為瘀血造成氣的阻滯時，身體會出現痲痺症狀，所以要活血通絡。如果拖延不治，瘀血就會進入胸中，出現現在常說的急性冠狀症候群的胸痛。

桂枝紅花湯加海蛤桃仁是桂枝湯加上活血藥，再加上清肺化痰與軟結作用的海蛤殼而成，果然是能從「表裏上下」「一起」「解盡」的處方。感覺上是加強版的桂枝茯苓丸加薏苡仁「濃縮液」。如果不是「濃縮液」而是丸劑，我感覺會更勝一籌。

## 《溫熱論》的最後補充

葉天士的《溫熱論》就說明到此。葉天士完成了一件很重要的事，就是他以三十七則短文來說明與《傷寒論》同樣重要的疾病群「溫病」，確立了衛氣營血辯證的理論。可惜的是，日本在漢方診療上，溫病與《溫熱論》的重要性遠遠低於傷寒與《傷寒論》，我覺得這是現在我應該要努力的事。關於溫病與傷寒的差異，在第一部中已經提過，在此就打住不說了。

# 後記

我把這本書分成兩部分書寫，前半部以《傷寒論》康治本為主，後半部則以溫病論代表葉天士的《溫熱論》為主。

在此，與各位再次簡單複習一下。

傷寒是指寒邪．風邪貼近人的體表開始（寒邪襲表：太陽病），此時，最先感受到的是惡寒。雖然寒邪會試圖侵入身體更裡面，但過程中會遭受守護在人體表面的正氣（衛氣）的抵擋。當寒邪與正氣互相遭遇，就會在體表展開戰鬥。戰鬥時，如果寒邪往內進一步，人體就會出現惡寒症狀，但如果是正氣往外推一些，則會出現發熱症狀，寒邪與正氣的對峙，整體呈現一種拔河狀態（往來寒熱：少陽病）。

一旦寒邪過強，衝破了衛氣進入人體後，身體就會從各處調動正氣來不斷支援，此時，寒邪與正氣的拔河就會越來越激烈，終至白熱化（化熱入裏）。此時，身體會開始大量排汗，使得體內津液變得不足，因而引起口渴或是便秘的症狀。

當然，正邪相爭的過程中，只要在某個時間點，正氣戰勝了邪氣（寒邪優勢），身體就會恢復平衡。

然而，一旦正氣處於劣勢，邪氣就有機會單刀直入地更往體內入侵，只要寒邪往體內鑽入，人體就會出現下痢的症狀（寒傷脾陽：太陰病）。

當體內寒邪旺盛，下痢症狀將無法停止（少陰病）。身體的正中心完全被冷透，於是表現出的症狀將越來越糟糕，此時體內剩餘的陽氣會試圖反擊，欲往體表擴張，奮力一搏後，體表就被熱感所環繞（真寒假熱：厥陰病），終於在此時，病人體內完全被寒邪占領，造成陰陽分離，病人壽命也就此終結（陰陽離訣）。

《傷寒論》雖然不是一本講溫病的書，但如同我前面所說的，急性發熱性疾病、急性感染症分別有傷寒與溫病兩種，我認為，在了解傷寒與溫病各自的特徵後，反而能更進一步理解《傷寒論》。接下來，我也為各位再複習一下溫病，在此請一邊在腦海中形塑出傷寒與溫病兩種體系的差異，一邊接著往下閱讀。

## 發症　傷寒（太陽病）vs 溫病（衛分證）

首先要來說說病人的發病狀態。傷寒，如上所述，是從寒邪襲表開始。相對於此，溫病是溫熱的邪氣從口鼻侵入身體，這種狀態稱之為衛分證。衛氣是護衛體表的，當溫熱之邪從體表侵入，就是溫病的開始。

在傷寒狀態下，病人會出現頻頻發抖的惡寒症狀；而在溫病狀態下，病人則不會出現惡寒症狀（即使有也非常微弱）。由此看來，疾病初期，病人是否出現惡寒症狀是兩者最大差別之一。治療傷寒是以桂枝湯、麻黃湯等藥味辛溫的生藥以試圖溫熱身體，達到發汗解表（辛溫解表）的效果。

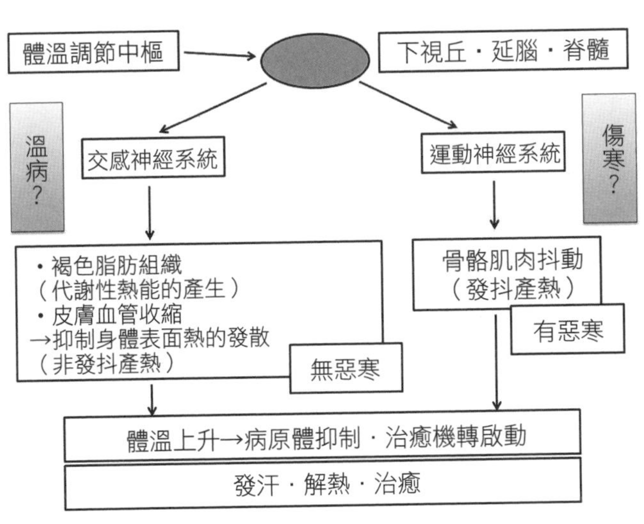


也就是透過溫暖身體來將寒邪驅除體外。相對於此，溫病的治療就是以銀翹散或桑菊飲等辛味又能冷卻身體的生藥來將溫邪趕出體外（辛涼解表）。傷寒跟溫病在這一點上是不同的。溫病的處方一字排開是金銀花、連翹、桔梗、薄荷、茅根等清熱藥，因此萬一病人得的是溫病卻反而吃下了傷寒處方的桂枝湯、麻黃湯時，疾病將會變得越發嚴重。

**正邪相爭　傷寒（少陽．陽明病）vs溫病（氣分證）**

傷寒時，當寒邪與正氣在體內一來一往互相爭鬥，就會出現往來寒熱（少陽病期）的症狀，之後，當化熱入裏成為陽明病，此時只剩下熱。

但是溫病時，溫熱邪與正氣的一來一往爭鬥下，最後只剩下熱從體內發出，而且是一口氣產出高熱。到這個階段稱為氣分證。如果只看這一點就會發現，沒辦法迅速辨識出傷寒的陽明病與溫病氣分證的差異。而且，此時溫病所使用的處方，如麻杏甘石湯、梔子豉湯、白虎湯與大承氣湯等，與《傷寒論》所使用的處方有不少是共通的。

不同的是，溫病的處方中，經常會加入麥門冬、生地黃等保護陰的藥。即使是傷寒的陽明病，雖然會產生極高的熱，但此時如果治療成功，熱就會緩和下來；萬一病程遭到拖延，很快就會往下一個階段的陰病期邁進，此時病人只會感到惡寒，但不足以損耗身體的陰。然而在溫病中，氣分證之後的階段還是只有高熱，病人只會感到很熱很熱，而且體內的陰（津液）會耗損得很快。此時，喝水固然重要，但是津液（陰）並不等同於水分。治療時，護住體內的陰，讓體內能自然產生陰也是非常重要的。

## 邪的內攻　傷寒（太陰．少陰．厥陰病）vs 溫病（營分證．血分證）

在傷寒狀態下，正氣敗給邪氣時，疾病就會往三陰病發展，此時體內幾乎被寒邪占據，但是在溫病狀態下，即使正氣落敗，侵入身體的是溫熱邪，因此出現的症狀就只是發高熱。當溫熱邪更進一步侵入名為營分的體內深處，此時津液將更加消耗，這樣的狀況，病人在臨床上的表現是出現高熱加上脫水，再加上意識模糊的狀態。

《傷寒論》宋本中，對於患病長短有「二三日」「四五日」等的描述，可以知道，傷寒疾病的進行相對來說比較緩慢，但是溫病則不同。溫病是以數個小時為單位快速進展，而且一旦進入下一個階段的血分證，因為血中有熱，將造成體內多處出血，最恐怖的是，有可能一瞬間就出現疾病末期症狀。

在治療這個階段的溫病時，多會使用犀角、鱉甲、阿膠、牡蠣、石英等清熱養陰的生藥。從生藥名稱明顯可知，這些多是動物藥與礦物藥。

綜上可知，傷寒．溫病雖然因為各種原因而引起寒邪與溫熱邪相對立，但是無論是寒邪或是溫熱邪侵入體內，結果會出現熱證的感染症疾病卻是相似的。差別只在於，疾病的發展方向會有寒與熱兩種完全不同向度，治療方式當然也是天差地別。

在這本書中，我試著把兩大發熱性疾病拿來書寫比較。現在再重讀一遍，我真心希望能為各位理解傷寒與溫病上幫上一個忙。

## 索引


ㄅ

白痞 293
白通湯 190
白通加豬膽汁湯 191
白虎湯 149
白虎加人參湯主之 52
白朮 154
薄荷 225
斑 287
斑疹 287
半表半裏 24、174
半夏 64
半夏厚朴湯 119
半夏瀉心湯 133
奔豚 90
鱉甲 238
表裏 279
表寒 55
辯證論治 236
檳榔 286
冰片 262
併病 62
補脾 275
補劑 117
補氣 40
補血 250
補血止癢 275

ㄆ

佩蘭 277
脾 90
脾痺 276
脾失健運 275
脾胃 271
痞 133

ㄇ

麻黃 59
麻黃附子細辛湯 181
麻黃湯 43
麻黃杏仁甘草石膏湯 87
麻黃鹼 43
麻黃細辛附子湯 181
麻杏甘石湯 88
麻子仁 159、165
麻子仁丸 165
膜原 276
脈洪大 54
麥門冬 159、279
麥門冬湯 208
牡丹皮 121
牡蠣 118、131
芒硝 58、99

芒刺 273
母病及子 238
木通 271

ㄈ

浮 29
肺 90
復脈湯 159
煩躁 78、85
分消 243
芳香 262
防己黃耆湯 208
風痰阻絡 299
風邪 36、225
扶正祛邪 308
茯苓 154
茯苓桂枝甘草白朮湯 92
茯苓桂枝甘草大棗湯 90
茯苓四逆湯 95
附子 45
附子湯 184
腹中雷鳴 139

ㄉ

達原飲 286
大定風珠 285
大黃 58
大黃甘草湯 208
大黃黃連瀉心湯 143
大戟 138
大建中湯 114、208
大青龍湯 79
大陷胸湯 124
大柴胡湯 115
大柴胡湯去大黃 117
大塚敬節 9
大承氣湯 162
導赤散 270
豆豉 102
丹參 265
淡豆豉 102、228
當歸芍藥散 208
當歸四逆湯 203
當歸四逆加吳茱萸生薑湯 203
當歸尾 310
抵當湯 266
調胃承氣湯 56、97
動血 244

ㄊ

太陰病 16、175
太陰肺經 24
太陰脾經 24
太陽膀胱經 23
太陽病 15、27
太陽小腸經 23
桃核承氣湯 120
桃花湯 186
桃仁 120
桃仁承氣湯 119

透出 229
透熱 229
透熱轉氣 244
痰飲 266
天門冬 268
吐 47
脫證 240
通脈四逆湯 196
通草 203
樋屋奇應丸 269

ㄋ

內風 36
內寒外熱 196
內熱外寒 202
難經 219
逆傳 222
膩性 265
牛蒡子 225
牛黃 260
牛車腎氣丸 238
牛膝 238

ㄌ

厲氣 220
蘭 277
理氣化痰 256
裏熱 55
戾氣 220
硫酸鈣 89
劉河間 219
六病位 23
六經辯證 23
連翹 227、260
涼血 246
苓桂甘棗湯 47
苓桂朮甘湯 93
羚羊角 244
靈樞 161
蘆根 271
龍腦 262
龍骨 117

ㄍ

葛根 41
葛根湯 8
葛根加半夏湯 64
甘瀾水 92
甘寒藥 278
甘草湯 189
甘草乾薑湯 56
甘草瀉心湯 141
甘遂 124、138
肝 90
肝風內動 269、301
疳 269
乾薑 56、58、80、86
乾生薑 86、140
粳米 55
骨餘 296

栝樓根 80、130
龜甲 238
桂麻各半湯 73
桂枝 154
桂枝麻黃各半湯 73
桂枝茯苓丸 121、208
桂枝茯苓丸加薏苡仁 313
桂枝湯 9
桂枝加附子湯 44
桂枝加大黃湯 177
桂枝加苓朮附湯 46
桂枝加葛根湯 41
桂枝加桂湯 47
桂枝加朮附湯 46
桂枝加芍藥大黃湯 176
桂枝加芍藥湯 113、176
桂枝去桂加白朮茯苓湯 50
桂枝去桂枝加白朮茯苓湯 49
桂枝去芍藥湯 46
桂枝人參湯 144

ㄎ

開達膜原 286
開泄 254
康平本 13
康治本 13
苦瀉藥 255

ㄏ

合病 62
滑脈 149
滑石 198、225
和解法 108
和解少陽 312
黑斑 290
黑苔 279
豁痰解毒 262
耗血 244
厚朴 162
後弓反張 295
汗 47
寒邪 37、217、225
寒熱 279
琥珀 265
化濕 268
化熱 225
花露 231
藿香 268
黃帝內經 24
黃土 235
黃連湯 145
黃連解毒湯 102
黃連阿膠湯 183
黃芩 108、130
黃芩湯 147
黃芩加半夏生薑湯 147

ㄐ

急下存陰 283
加減復脈湯 284

加味逍遙散 102
假熱 106
結胸 122
桔梗 189
桔梗湯 189
芥穗 228
膠飴 113
建中湯 112
金匱要略 22、208
金汁 231
金銀花 234
津液 56、235
絳舌 261
加工附子 45
荊芥穗 228
經絡 23
痙病 299
痙證 299
橘皮 255
厥陰病 16、200
厥陰肝經 24
厥陰心包經 24
臍下悸 91

ㄑ

期門 308
青龍湯 76
氣 223
氣分 223、232
氣分證 234、245
氣滯 254
鉛丹 117
清竅 229
清熱開竅 262

ㄒ

犀角 260、308
細辛 80
下 47
下脘 255
下焦 244
血 223
血分 223
血分證 232、245
血枯 275
血熱 234
血燥生風 275
瀉南補北 282
瀉劑 117
瀉下 127
消渴 200
小建中湯 113
小青龍湯 61、79
小陷胸湯 125
小柴胡湯 107
小承氣湯 164
弦 112
鹹 238
鹹寒藥 236
陷胸湯 122

心 90
心包 223
心腎不交 299
心熱 271
心陰 293
辛開苦降 256
辛開苦瀉 256
相剋 283
相侮 283
香附子 310
香豉 102
杏仁 61、67
虛 101
虛煩 101
虛寒 290
虛火 279、282
虛實 279
虛熱 282
蓄血症 266
宣通 254
玄參 244
玄武湯 83
胸下痞硬 116
脇下滿 110、116
胸脇苦滿 108
雄黃 262
熊膽 269

## ㄓ

枳殼 308
枳實 97、117、244
知母 53
梔子柏皮湯 102、167
梔子甘草豉湯 101
梔子豉湯 101
梔子生薑豉湯 101
止汗 40
至寶丹 261
炙甘草 284
炙甘草湯 158、284
譫語 163
戰汗 240
真寒假熱 290
真臟色 266
真武湯 83、105
疹 287
張機 12
張仲景 12
正氣 47、91
硃砂 262
銖 74
豬苓 154、198
豬苓湯 197
竹心 271
竹葉 228
竹茹 244
逐水 138
注解傷寒論 13
中風 33
中脘 255

中焦 244

ㄔ

齒齦 296、303
赤石脂 187
潮熱 127
沉 29
沉香 269
喘 78
衝脈 308
柴朴湯 287
柴胡 97、108
柴胡桂枝湯 132
柴胡桂枝乾薑湯 129
柴胡加龍骨牡蠣湯 117
柴陷湯 132

ㄕ

石膏 53
石菖蒲 260

濕病 289
濕邪 227、290
濕盛 274
濕熱病 249、250
濕熱痰濁證 255
濕熱邪 232
十棗湯 83、136
食積 270
實 98
實熱 279
沙參 279
舌 236
舌短 269
舌苔 238
舌質 238
麝香 262
芍藥 40
芍藥甘草湯 55
芍藥甘草附子湯 97
少腹急結 121

少陰病 16、180
少陰心經 24
少陰腎經 24
少陽病 16、170
少陽膽經 24
少陽三焦經 24
熟地黃 238
山椒 114
山梔子 102
腎 90
腎陰 267
腎陰盛 280
腎陽虛 280
滲濕 225
傷寒 32、33
傷寒論 8
傷寒雜病論 22
上脘 255
上焦 244
上衝 47

生地黃 158、261
生甘草 284
生薑瀉心湯 139
水毒 105
水逆 156
順傳 223
省頭草 276

ㄗ

紫斑 292
自汗 40、69
自下痢 63
雜氣 220
澤瀉 154、198

ㄘ

草果仁 286
促脈 46
蔥白 192

ㄙ

四逆 97
四逆湯 56
四逆散 97、206
四肢厥逆 97
四物湯 305
三黃瀉心湯 143
三焦 252
三焦辯證 220、252
濇 112
散血 244
桑菊飲 227
素問 223
髓海 296
酸棗仁湯 208
宋本傷寒論 13

ㄖ

熱邪 290

肉荳蔻 255
肉桂心 308
人中黃 235
人參 55

ㄚ

阿膠 158

ㄜ

惡風 37
惡寒 31

ㄢ

安胎 305
安宮牛黃丸 261
安神 94

ㄧ

葉天士 220
葉香岩外感溫熱篇 221

滋陰降火 282
陰 47
陰病期 105
陰邪 290
陰虛 279
陰盛 280
陰陽 216、279
一甲煎 285
疫氣 220
牙關緊閉 300
藥對 61
延胡索 310
驗齒 238、295
驗舌 238
茵蔯蒿 166
茵蔯蒿湯 102、165
銀翹散 227
陽明病 15、160
陽明大腸經 24、296
陽明胃經 23、296
陽邪 290
陽虛 280
養血 250
養陰 273
營 223
營分 223、231
營分證 234、245

## X

吳鞠通 220
吳茱萸 188
吳茱萸湯 188
吳又可 220
五苓散 55
五行 216
五臟論 90
五味 238
五味子 80、280
外感溫熱論 32
胃內停水 50
胃脘 255
胃寒 279
胃氣 100
胃熱 270
胃陰不足 278
衛 223
衛分 223
衛分證 245
衛氣 40
衛氣營血辯證 220
溫病 32
溫病條辨 32、220
溫膽湯 243
溫經湯 208
溫熱病 245
溫熱論 220、221
溫熱經緯 220
溫熱邪 223
溫疫論 220
王孟英 220

往來寒熱 108
無苔 278
無汗 69

ㄩ

瘀血 121、266
鬱金 260
芫花 80、138

ㄦ

二甲煎 285

Note

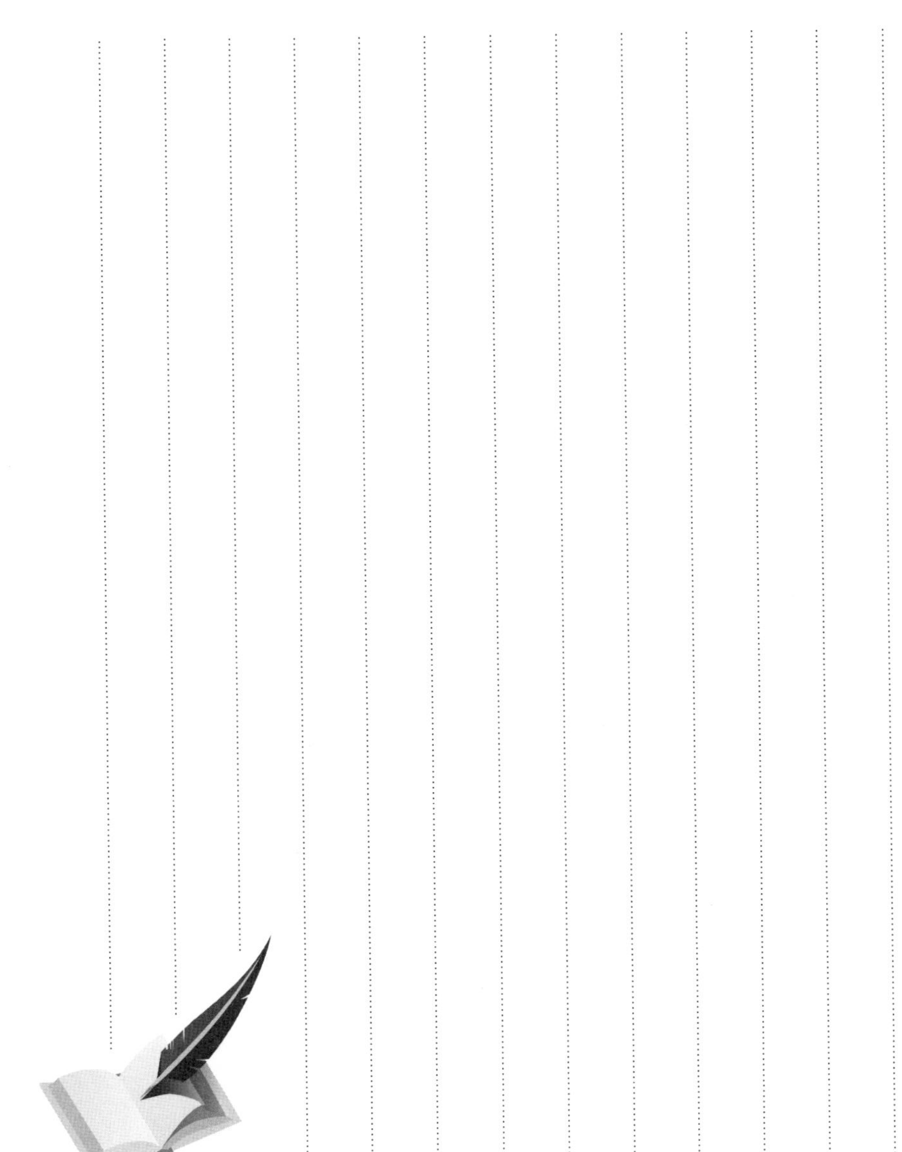

國家圖書館出版品預行編目資料

一本書入門《傷寒論》《溫熱論》兩大經典 / 入江祥史作；簡毓棻譯. -- 初版. -- 新北市：世茂出版有限公司，2021.04
面；　公分. --（生活健康；B488）
譯自：寝ころんで読む傷寒論.温熱論
ISBN 978-986-5408-48-0（平裝）

1. 傷寒論　2. 溫病　3. 中醫典籍

413.32　　109022256

生活健康 B488

# 一本書入門《傷寒論》《溫熱論》兩大經典

作　　者／入江祥史
譯　　者／簡毓棻
主　　編／楊鈺儀
責任編輯／李雁文
封面設計／林芷伊
出 版 者／世茂出版有限公司
負 責 人／簡泰雄
地　　址／（231）新北市新店區民生路 19 號 5 樓
電　　話／（02）2218-3277
傳　　真／（02）2218-3239（訂書專線）
劃撥帳號／ 19911841
戶　　名／世茂出版有限公司　單次郵購總金額未滿 500 元（含），請加 80 元掛號費
世茂網站／ www.coolbooks.com.tw
排版製版／辰皓國際出版製作有限公司
印　　刷／世和彩色印刷股份有限公司
初版一刷／ 2021 年 4 月
　　四刷／ 2023 年 8 月

I S B N ／ 978-986-5408-48-0
定　　價／ 450 元